W0258235

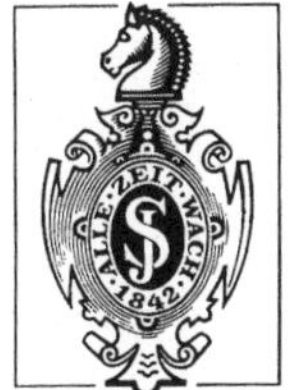

Ch. Sohn   W. Swobodnik

Neue Bildverarbeitungstechniken in der Sonographie

Unter Mitarbeit von
R. Warnking, G. Rudofsky, K. J. Beuter, K. Kuhn

Mit einem Geleitwort von
G. Bastert

Mit 56, teilweise farbigen Abbildungen

Springer Verlag

Berlin Heidelberg New York
London Paris Tokyo
Hong Kong Barcelona
Budapest

Dr. med. CHRISTOF SOHN
Universitäts-Frauenklinik
Voßstraße 9

W-6900 Heidelberg 1
Bundesrepublik Deutschland

Priv.-Doz. Dr. med. WERNER SWOBODNIK

II. Medizinische Klinik und Poliklinik
Klinikum rechts der Isar
Technische Universität München
Ismaninger Str. 22

W-8000 München 80
Bundesrepublik Deutschland

ISBN-13:978-3-642-76127-0   e-ISBN-13:978-3-642-76126-3
DOI: 10.1007/978-3-642-76126-3

Satz: Appl, Wemding
21/3130/543210 – Gedruckt auf säurefreiem Papier

Mitarbeiterverzeichnis

R. WARNKING
Dornier Medizintechnik GmbH, Bereich Ultraschall,
W-8034 Germering, Bundesrepublik Deutschland

G. RUDOFSKY
Klinik und Poliklinik für Angiologie, Klinikum der Universität,
W-4300 Essen, Bundesrepublik Deutschland

K. J. BEUTER
MTU Friedrichshafen GmbH, Abteilung Elektronik-Entwicklung
W-7990 Friedrichshafen, Bundesrepublik Deutschland

K. KUHN
2. Medizinische Klinik der Universität,
W-7900 Ulm, Bundesrepublik Deutschland

Geleitwort

Retrospektiv gesehen ist man überrascht, welch atemberaubend schnelle Entwicklung die Ultraschalltechnik in der Medizin genommen hat. Am umfassendsten haben hierbei wohl die Gynäkologie und Geburtshilfe sowie Fachdisziplinen wie Kardiologie, Gastroenterologie, Angiologie, Enddarmchirurgie und Urologie profitiert. In der Gynäkologie hat die Ultraschallentwicklung ein solches Ausmaß angenommen, daß die Diagnostik und zum Teil auch die Therapie ohne dieses Hilfsmittel nicht mehr denkbar erscheinen. Vor allen Dingen die Real-time-Bildgebung mit transabdominaler, transvaginaler, perinealer und transrektaler Untersuchungsmöglichkeit hat der Sonographie zu einem universellen Einsatz verholfen. Die digitale Bildspeicherung und die farbcodierte Flußdarstellung sowie die dopplersonographische Flowmessung haben wiederum zu erstaunlichen Diagnoseverbesserungen geführt.

Letzter und gleichzeitig logischer Schritt der Ultraschalldiagnostik dürfte der Versuch sein, dreidimensionale Abbildungen von Organen zu schaffen. Daß dies nicht mehr einem futuristischem Wunschdenken entspricht, sondern zunehmend in den Bereich der konkreten Möglichkeiten rückt, wird in dem vorliegenden Buch dargestellt.

Die gewaltige Wissensvermehrung und die gleichzeitig schnelle Entwicklung der Ultraschalltechnik machen es erforderlich, einen Gesamtüberblick über die neuen sonographischen Signalverarbeitungstechniken zu geben. Diesem Anliegen wird das vorliegende Werk gerecht. Es empfiehlt sich daher gleichermaßen als Basiswerk für interessierte Kliniker und für Spezialisten auf dem Sektor der Signalverarbeitung in der Sonographie.

Prof. Dr. med., Dr. h. c. G. BASTERT

Inhaltsverzeichnis

1 Technologischer Fortschritt in der Ultraschalldiagnostik

R. WARNKING[1]

1.1 Entwicklung der Ultraschalldiagnostik

Die stürmische Entwicklung der Ultraschallgerätetechnik der 70er Jahre mit den folgenden maßgeblichen Entwicklungsschritten

- 2D-Compound-Bildgebung,
- 2D-Real-time-Bildgebung,
- 2D-Grauwertabstufung,
- 2D-Dopplerkombination,
- digitale Scan conversion

hat sich verlangsamt. Nach der digitalen Scan conversion (Bildspeicherung und Formatierung auf Videonorm) dauerte es doch ca. 7 Jahre, bis mit der Color-flow-Darstellung wieder eine bahnbrechende technische Entwicklung gelang. Daneben wurden die vorhandenen Technologien jedoch ständig verfeinert (z.B. Kanalzahl bei Array-Systemen, Signalverarbeitung (s. Abschn. 1.3), was die Bildqualität erheblich verbesserte.

Diese Entwicklung geht mit einer deutlichen Zunahme der Anwendungsbreite für die Ultraschallbildgebung einher. Zusätzliche Anwendungsgebiete wurden in jüngster Zeit hauptsächlich durch neue Schallkopfausführungen erschlossen:

Intravaginal: Gynäkologie (Frühschwangerschaften).
Transrektal: Urologie (Prostata).
Transvesikal: Urologie (Blase).
Endoskopisch: Gastroenterologie.
Transösophageal: Kardiologie, Chirurgie, Anästhesie.
Intraluminal: kardiovaskuläre Anwendung, Angiologie.

Diese Entwicklung ist in Abb. 1.1 schematisch dargestellt.

1.2 Neue Schallkopftechniken eröffnen neue Anwendungsgebiete

Diese neuen Schallköpfe (meist Intrakavitärschallköpfe) haben den Vorteil, einen günstigeren Zugang zu bestimmten Organen zu ermöglichen. Dieser verbesserte Zugang bedeutet, daß eine geringere Eindringtiefe zur Darstellung des untersuchten Organs erforderlich ist, so z.B. des Uterus mit dem Intravaginalschallkopf. Dies wiederum erlaubt eine erhebliche Frequenzsteigerung für die Abbildung, was der Auflösung entscheidend zugute kommt. Kann z.B. aufgrund eines besseren Zugangs zum Organ mit der halbierten Eindringtiefe gearbeitet werden, so bedeutet dies (lineare Verhältnisse vorausgesetzt), daß die Frequenz auf das 2fache erhöht werden kann. Da Auflösung ~ f gilt, ergibt sich

---

[1] Dornier, Medizintechnik

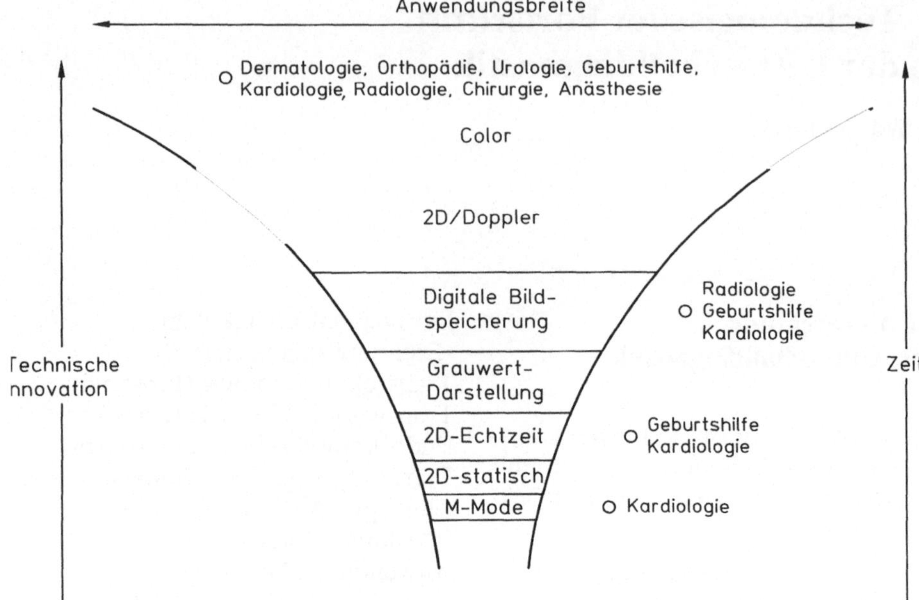

Abb. 1.1. Fortschritte in der Ultraschalltechnik

araus eine Auflösungsverbesserung m den Faktor 2.

Neben diesem Vorteil der besseren ildqualität durch höheres Auflöıngsvermögen vermeidet man mit en oben aufgeführten Spezialsonden uch Hindernisse für die Ultraschallusbreitung. Durch neue Zutrittsfener werden störende Schattenbildung nd Artefakte umgangen. Ein gutes eispiel hierfür sind die TEE-Sonden ransösophageale Echokardiograhie) in der Kardiologie, bei denen stöende Rippenschatten vermieden weren.

Ein weiterer wichtiger Vorteil dieser onden kommt bei Color-flow-Anendungen zum Tragen. Da keine ertvolle Schallaufzeit auf dem Weg ım Organ verstreicht (die diagnoisch ohne Informationsgehalt ist), ann die kritische Frame rate (Bildaufaufrequenz) bei diesen organnahen oloruntersuchungen hoch sein, oder

aber die Güte der Colordarstellung durch erhöhte Samplingraten (Abtastfrequenz der Datenakquisition) verbessert werden.

Daneben ergeben sich aber auch, wie z. B. bei der Intraluminalsonographie, völlig neue zusätzliche diagnostische Informationen. Beim Intraluminalschallkopf werden entweder mechanische Transducer oder miniaturisierte Arrays benutzt, die im Gefäß an die zu untersuchende Stelle geschoben werden und ein senkrecht zur Gefäßachse stehendes, konzentrisches Bild über 360 Grad aufbauen.

Diese Rundumsicht erlaubt, verglichen mit der digitalen Subtraktionsangiographie (DSA), zusätzliche Informationen. Da die intraluminale Abbildung Läsionen in alle Richtungen darstellt, während bei der DSA nur eine Projektion (Draufsicht) erzeugt wird, kann mit Ultraschall auch eine in Projektionsrichtung liegende Verengung erfaßt werden, die sich bei der DSA nicht zeigt. Damit ist es möglich, den Stenosegrad real einzuschätzen.

Außerdem liefert die intraluminale Ultraschalldiagnostik auch Informationen über die Morphologie der arteriosklerotischen Plaques und der Gefäßwand, was insbesondere in Verbindung mit therapeutischen Verfahren große Bedeutung gewinnen wird, da die Abtragung der Verengung (durch Laser, mechanisch oder durch Ultraschall) gezielt vorgenommen und kontrolliert werden kann.

Beim Intraluminal-Imaging wird insbesondere die 3D-Darstellung wichtig sein, da der Untersucher sonst die Sonde vor- und zurückschieben muß, um vorstellungsmäßig eine Integration über die dargestellten Schnittebenen vorzunehmen und dadurch die Ausdehnung der Plaque, den Therapieerfolg usw. beurteilen zu können. Technisch sollte diese Intraluminal-3D-Darstellung keine größeren Probleme hervorrufen, da die Bilder bereits in Parallelschnitten erfaßt werden, welche sich besonders für die 3D-Abbildung eignen.

1.3 Stand der Gerätetechnik

Nun hat sich neben den umwälzenden Neuentwicklungen, wie 2D-Doppler und Color-flow-Darstellung sowie neuen Schallkopftechniken, auch die grundlegende Technologie des Ultraschallgeräts deutlich weiterentwickelt. Hierbei handelt es sich um kontinuierliche Verbesserungen durch Adaption vorhandener Technologien aus anderen Bereichen im Gegensatz zu o.g. revolutionären Neuentwicklungen. Dies soll an 3 Entwicklungsschwerpunkten erläutert werden:

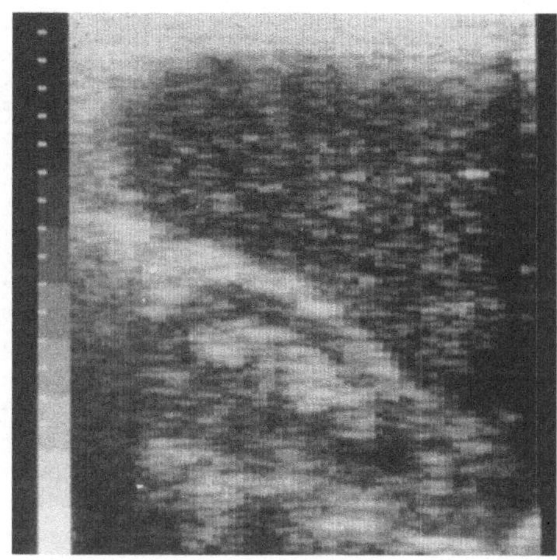

Abb. 1.2. Subkostaler Schrägschnitt durch Leber und Niere. Erstes elektronisches Linear Array (ADR 2130, 1975)

- zunehmende Digitalisierung in der Elektrotechnik, welche sich insbesondere bei der Speichertechnologie im Ultraschallgerät ausgewirkt hat (Doppelbild bis hin zum Cineloop);
- Miniaturisierung (Integrationsgrad), die höhere Kanalzahlen und damit verbunden verbesserte Bildqualität erlaubt;
- ständig verbesserte Mikroprozessortechnologie, die sich in fast allen Eigenschaften des Ultraschallgeräts widerspiegelt, insbesondere natürlich bei Auswerteverfahren und Bedienkomfort.

Diese Adaption von Technologien aus anderen Bereichen hat die Ultraschallbildgebung über die letzten 2 Jahrzehnte kontinuierlich verbessert, wie der nachfolgende Vergleich der Bildqualität deutlich zeigt (Abb. 1.2 und 1.3).

Die Fortschritte in der digitalen Speichertechnologie erlauben es, mehr und mehr Bilder bis hin zu ganzen Bildfolgen (dynamische Vorgänge) in besserer Qualität abzuspeichern. Das Studieren schneller, dynamischer Vor-

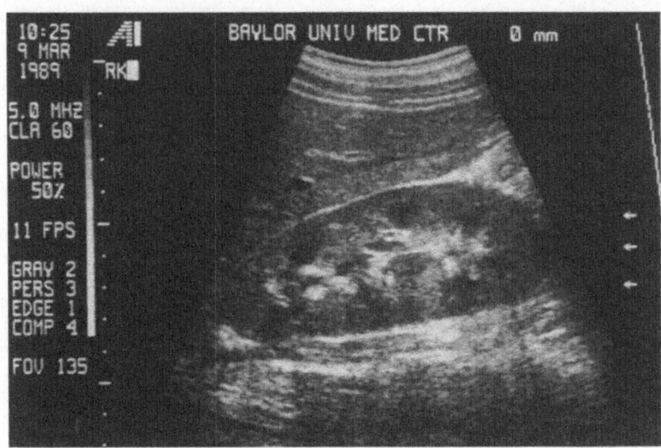

Abb. 1.3. Subkostaler Schrägschnitt durch Leber und Niere. Elektronisches Curved Array (AI 3200, 1990)

gänge wird durch Cineloop-Technik erleichtert, bei der Bildfolgen (typisch 64 Frames) beliebig langsam abgerufen werden können, um Bewegungsvorgänge im Detail zu studieren. Insbesondere gewinnt dies durch Einführung der Colortechnologie an Bedeutung, da hier zusätzliche Flußinformationen dargestellt werden, die der Benutzer ohne dieses Hilfsmittel oft nicht verarbeiten kann. Mit der Cineloop-Technik kann der Real-time-Charakter – die Kernstärke der Ultraschallbildgebung – also noch besser ausgenutzt werden.

Mit Einführung der digitalen Speicherung für Ultraschallbilder zu Anfang der 80er Jahre waren viele Argumente über das Für und Wider von mehr als 16 Graustufen zu hören, da das menschliche Auge doch nicht mehr als 16 Graustufen unterscheiden könne. Mittlerweile hat sich die Erkenntnis durchgesetzt, daß mindestens 64 Graustufen für eine verlustfreie Bildspeicherung, -verarbeitung und -darstellung erforderlich sind, da bei nebeneinander liegenden Grauwerten das menschliche Auge sehr wohl mehr Grauwerte unterscheiden kann, als die oft genannten 16, die sich nämlich auf absolute Grauwerte (z. B. durch eine neutrale Hintergrundfarbe getrennt) beziehen.

Die Digitalisierung als Selbstzweck hätte sich aber sicher nicht durchgesetzt. TV-Format, Übertragungstechniken, Archivierung und Bildverarbeitung werden durch die Digitalisierung erweitert bzw. erst möglich. Zum anderen ergeben sich erhebliche Darstellungs- und Informationsverbesserungen. Für detaillierte Ausführungen sei auf Wells (1980) und Gonzales u. Wintz (1987) verwiesen. Es sei hier nur bemerkt, daß ein großer Vorteil der digitalisierten Bildspeicher in der Standardisierung des Bildsignals liegt (TV-Format), welches viele kommerziell verfügbare Speichermedien und Dokumentationsgeräte nutzbar macht. Auch für digitale Übertragungstechniken und Bildnachverarbeitung (Offline) können kommerziell angebotene PCs und Workstations benutzt werden. Es sei in diesem Zusammenhang aber darauf hingewiesen, daß hier der Real-time-Charakter – eine Hauptstärke der Ultraschalluntersuchung – verlorengeht. Außerdem kann der primär gewonnene Informationsgehalt durch noch so raffinierte Computerprogramme nicht erhöht werden (trash in – trash out).

Deutlich höhere Integrationsdichten der elektronischen Komponenten, nicht nur in der Digitaltechnik (typisch Speicherbausteine), sondern auch in der Analogtechnik (z.B. Hybrid- und SMD-Technologie) sowie der Schallkopftechnik (Elementabstände liegen heute im 0,1-mm-Bereich) lassen Schaltungsausführungen für die Ultraschallbildgebung zu, die zu Beginn der Real-time-Bildgebung Anfang der 70er Jahre undenkbar waren.

Damals zählten Aperturen (abstrahlende bzw. empfangende aktive Transducerflächen) von 8 Elementen mit 1,5 mm Elementbreite bei der Linear-array-Technik zur Spitzenklasse. Von diesen 8 Elementen wurden nur 2 Gruppen unabhängig voneinander, d.h. zeitversetzt angesteuert. Heute werden bis zu 128 Elemente zur Formung eines Schallstrahls benutzt, die außerdem einzeln angesteuert werden. Dadurch ergibt sich eine viel feinere Fokussierung und damit Auflösung.

Die Wirkungsweise von Array-Systemen ist in Abb. 1.4 für Linear, Phased und Annular array dargestellt. In diesem Beispiel setzt sich ein Schallstrahl aus 3 unterschiedlich fokussierten Schallfeldern zusammen. Jedes Schallfeld wird dabei durch eine bestimmte Apertur sowie die optimale zeitliche Ansteuerung erzeugt. Nur die gut fokussierten Teilabschnitte der Schallfelder werden zum Gesamtschallstrahl überlagert (sendeseitig: Kombination der Fokuszonen; empfangsseitig: dynamische Fokussierung).

Die in jüngster Zeit sehr populären Convex arrays unterscheiden sich in der prinzipiellen Wirkungsweise nicht vom Linear array. Hier wird der Vorteil der Sektorscanner (Phased, Annular) – kleine Schallkopfaufsatzfläche mit großer Bildbreite in der Tiefe – mit den Vorteilen der Linear arrays – hohe

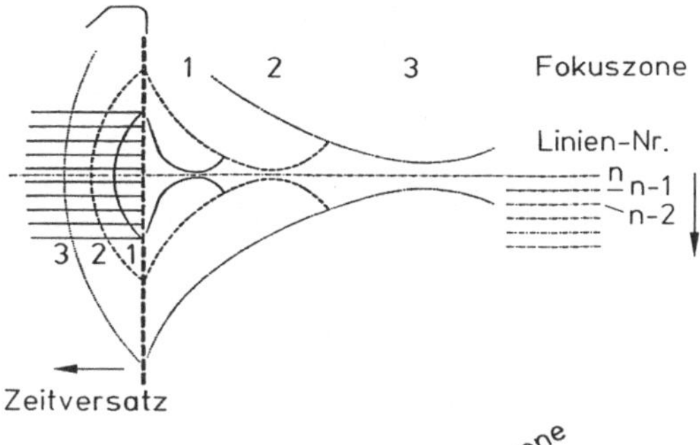

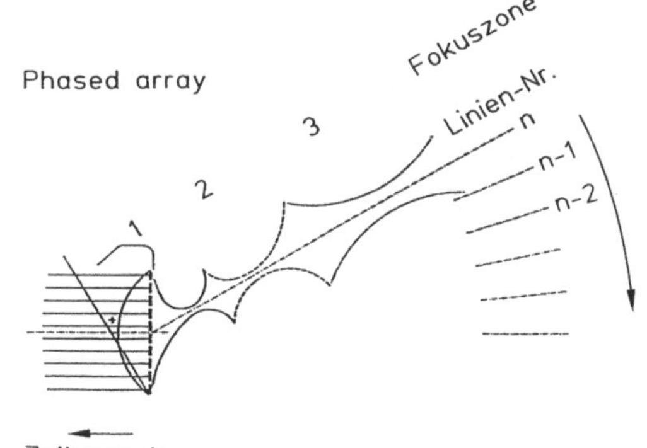

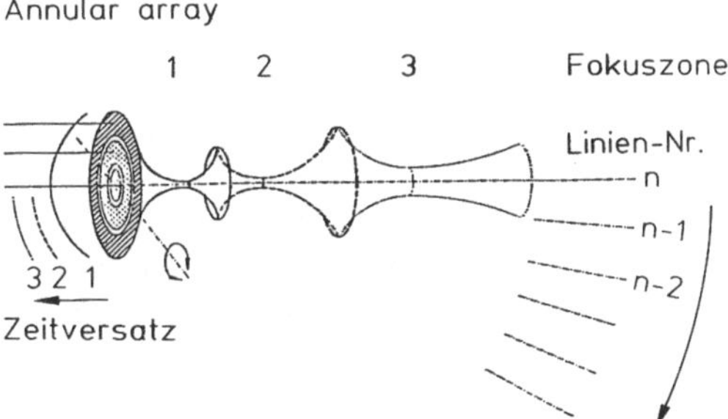

Abb. 1.4. Wirkungsweise von Arraysystemen: Linear-, Phased- und Annular Array

homogene Liniendichte (Schallstrahlen) – auf einfache Weise kombiniert. Was bei Phased und Annular array elektronisch bzw. mechanisch bewerkstelligt wird, nämlich die Auslenkung des Schallstrahls zur **Bildung des Sektorformats**, ergibt sich beim Konvexschallkopf durch die **Krümmung** des Arrays.

Sehr wichtig ist außerdem, daß durch die feinere Elementteilung und Steuerung höherfrequente Abbildungen möglich wurden. Was zu Beginn der Real-time-Entwicklung aus Gründen der Eindringtiefe mit 2,25 MHz abgebildet wurde, gelingt heute mit 5 MHz. So sind also Fortschritte insbesondere bei der Array-Technologie zu verzeichnen.

Diese Fortschritte in der Array-Technologie beziehen sich auf Linear-, Curved- oder Phased- sowie auf Annular-array-Transducer. Hier kann der technologische Fortschritt, wie höhere Integrationsdichte, Digitalisierung sowie Mikroprozessortechnologie besonders gewinnbringend eingebracht werden.

Im Gegensatz dazu sind bei rein mechanischen Systemen keine grundlegenden Verbesserungen zu verzeichnen, da hier der Schallstrahl nicht elektronisch geformt, sondern durch die mechanische Krümmung (Schliff) des Kristalls oder eine Linse bestimmt wird. Daraus ergibt sich ein fester Fokusbereich, der elektronisch nicht gesteuert oder verändert werden kann. Bei den Array-Systemen dagegen können unterschiedliche Fokusbereiche gewählt werden (sendeseitige Fokussierung), die Fokussierung während des Empfangs kontinuierlich geändert werden (dynamische Empfangsfokussierung), die abstrahlende und empfangende Fläche je nach Bildtiefe kontinuierlich angepaßt werden (dynamische Apertur) sowie die Empfindlichkeit der aktiven Empfangs- und Sendefläche selektiv zum Rand hin verändert werden (Apodisierung), was unerwünschte Nebenkeulen neben dem Hauptschallstrahl unterdrückt und damit das Signal von störenden Artefakten und Hintergrundechos befreit. Dies widerum ist extrem wichtig für die Gewebedifferenzierung, denn in einem Bild mit geringen Hintergrundstörungen kann der darzustellende Dynamikbereich erheblich vergrößert werden. Waren zu Anfang der Real-time-Technologie Dynamikbereiche um 30 dB Stand der Technik, so können heute mit verringerten Hintergrundstörungen durchaus 60-dB-Dynamikbereiche ausgenutzt werden.

Bei sehr hohen Abbildungsfrequenzen dagegen, z.B. 20 MHz beim Intraluminal-Imaging, weisen rein mechanische Systeme noch Vorteile auf, da der Miniaturisierung der Arrays Grenzen gesetzt sind. Typischerweise waren die frühen hochfrequenten Bildgebungssysteme (5–10 MHz) auch rein mechanische Systeme, die aber heute zunehmend durch elektronische Array-Systeme (Linear, Curved, Phased, Annular array) mit folgenden Vorteilen ersetzt werden:

– Kombination mehrerer Fokuszonen durch elektronische Fokussierung und damit gute Auflösung über die Bildtiefe,
– zusätzliche Möglichkeiten, wie Simultanbetrieb zwischen Doppler und Bildgebung aufgrund des trägheitslosen Umschaltens der Schallstrahlen.

Durch die Mikroprozessortechnologie sind zum einen die offensichtlichen Vorteile in der Bilddarstellung und Auswertung begründet, wie die Hervorhebung bestimmter Grauwerte, Konturierung etc., zum anderen die Messung und Verarbeitung bestimmter Parameter, wie physikalische Abmessung (Umfang, Länge, Fläche) und Strömungsdatenberechnung aus dem Dopplerspektrum.

Für die Bildqualität und damit diagnostische Aussagekraft aber ist der Einsatz der Mikroprozessortechnik in der Steuerung der Signalakquisition und Darstellung entscheidender. Die oben beschriebenen Vorgänge der Fokussierung, Aperturwahl und Apodisierung flexibel, d. h. abhängig von gewählter Frequenz, Darstellungstiefe und Bildausschnitt vorzunehmen, wurde erst durch die Mikroprozessortechnik möglich. Für den Benutzer wird diese Flexibilität insbesondere durch die Nachrüstbarkeit deutlich, d. h. eine für eine bestimmte Frequenz oder Schallkopfform optimierte Signalverarbeitung wird heute weitgehend durch Software-Änderungen und nicht durch teuren Hardware-Ersatz vorgenommen.

Als weiteres Beispiel für die Fortschritte in der Ultraschallbildgebung sei für die Bilddarstellung die Interpolationstechnik genannt. In frühen Sektorsystemen waren mühelos die einzelnen Bildlinien zu erkennen, bzw. es bereitete Schwierigkeiten, die diagnostische Information aus diesen strahlenförmigen Linienstrukturen des Sektorbildes zu erkennen. Hierfür werden heute nicht nur kosmetische Verbesserungen (Pixel-Filling), sondern anspruchsvolle Interpolationen in Abhängigkeit von Darstellungsmaßstab und Größe vorgenommen. Die Datenakquisition wird auf den tatsächlich dargestellten Bereich optimiert. Auch hier spielt die Mikroprozessortechnik eine wichtige Rolle.

Für den Benutzer ist aber vor allen Dingen die zunehmende Flexibilität (Software) durch die Mikroprozessortechnik entscheidend. Dies äußert sich in ausgereiften Features und Geräteneuentwicklungen, die aufgrund dieser Software-Flexibilität in klinischen Versuchen weit besser ausgetestet werden, als dies in den frühen 80er Jahren der Fall war und viele Neuentwicklungen „voreilig" (wenig flexibel aufgrund der starren Hardware) auf den Markt gebracht wurden.

1.4 Ausblick auf zukünftige Entwicklungen

Der technologische Fortschritt durch Digitalisierung, Miniaturisierung und Mikroprozessortechnologie wird für die Ultraschallbildgebung weiter genutzt werden. Dabei zeichnen sich folgende Richtungen ab:

- Trend zu hohen Frequenzen für Array-Systeme,
- weitere Anwendungsfelder durch Spezialtransducer,
- voll digitale Ultraschallsysteme.

Voll digitale Systeme, bei denen nicht nur der Bildspeicher und Scanconverter digital ausgeführt sind, sondern das Echosignal direkt hinter dem Transducer digitalisiert wird, werden sich durchsetzen. Diese Digitalisierung wird zusätzliche Vorteile ähnlich denen bei der bisherigen Digitalisierung des Bildspeichers und Bildverarbeitungsteils mit sich bringen. Zu den Vorteilen werden multi-line beamforming (gleichzeitiger Aufbau mehrerer Bildlinien) gehören, was ein Vielfaches der heutigen Frame rates erlauben wird, und damit Color-2D-Bildqualitätssteigerungen oder quasi Real-time-3D-Abbildungstechniken zuläßt. Weitere Möglichkeiten mit voll digitalen Geräten eröffnen sich durch besser definierte oder kodierte Ultraschallsignale und deren Verarbeitung, was dem Signalrauschverhältnis und damit der Eindringtiefe zugute kommen wird.

Weitere Anwendungsfelder durch Spezialtransducer sind bei der intraluminalen Bildgebung zu erwarten. Hier wird man sich nicht auf vaskuläre Anwendungen beschränken, sondern auch umliegende Organe (z.B. Herz, Pankreas) sonographieren. Wie in Abschn.1.2 beschrieben, werden dadurch Abbildungsfrequenzen möglich, die deutliche Bildqualitätsverbesserungen und damit größere Sensitivität im Hinblick auf Gewebeveränderungen erlauben.

Neben neuen Anwendungsfeldern durch Spezialtransducer werden auch durch die Colortechnologie neue Anwendungsmöglichkeiten erschlossen werden. Aufgrund der zusätzlichen dynamischen und räumlichen Flußinformation, die dem 2D-Bild (Morphologie, Gestalt, Orientierung usw.) überlagert ist, werden Interpretationen schneller und einfacher. Daher ist zu erwarten, daß sich Color-Screening-Anwendungen etablieren werden, die mit 2D-Doppler aufgrund des Zeit- und Untersuchungsaufwandes nicht zu rechtfertigen waren (z.B. Tumorvaskularisation).

Als umwälzende Innovation ist heute nur die 3D-Bildgebung zu sehen, welche aber natürlich mit technologischen Fortschritten, wie Digitalisierung und Miniaturisierung, einhergeht. Die 3D-Bildgebung mit Ultraschall wird sich durchsetzen, wenn man sich auf die Stärken des Ultraschalls verglichen mit anderen bildgebenden Verfahren konzentriert. Fehlentwicklungen, wie sie in den letzten Jahren bei der Mammadiagnostik mit Ultraschall und bei der Gewebedifferenzierung stattgefunden haben, können bei Konzentration auf die Kernstärken des Ultraschalls:

– Real-time (interaktiv),
– nicht-strahlenbelastend,
– vergleichsweise kostengünstig und
– mobil

vermieden werden.

Aufgrund dieser hervorragenden Eigenschaften, die die Ultraschallbildgebung von anderen bildgebenden Verfahren, wie Magnetresonanz- und Computertomographie, unterscheidet, liegt vor allen Dingen bei interventionellen Ultraschallanwendungen (Biopsie, Drainagen etc.) sowie bei diagnostisch-therapeutischen Kombinationen noch ein großes, bislang nicht genutztes Anwendungsfeld. Wo immer therapeutische Verfahren gezielt gesteuert werden müssen, wird Ultraschall als bildgebendes Verfahren gegenüber den Konkurrenzverfahren Vorteile haben. Hier kann Ultraschall eine wesentliche Rolle zur Minimierung der Patientenbelastung spielen. Als ein recht naheliegendes Beispiel sei Intraluminal-Imaging kombiniert mit therapeutischem Laser, mechanischem Verfahren oder therapeutischem Ultraschall genannt.

Literatur

Gonzales RC, Wintz P (1987) Digital image processing. Addison Wesley, Amsterdam

Tufts University School of Medicine (1990) Second Symposium on Intravascular Imaging

Wells PNT (1982) Scientific basis of medical imaging. Churchill Livingstone, London

Wells PNT, Ziskin MC (1980) New technologies and instrumentation in ultrasonography. Churchill Livingstone, London

2 Dopplerultraschall – Duplexsysteme

2.1 Grundprinzip der Dopplersonographie

CH. SOHN

Während das bildgebende Ultraschallverfahren die reflektierte Schallenergie in ein Schnittbild des untersuchten Gewebes umwandelt, verarbeitet das Dopplerultraschallverfahren die Frequenzverschiebung, die eine ins Gewebe abgestrahlte Ultraschallenergie durch sich bewegende Grenzflächen erfährt. Damit wird klar, daß das B-Bild-Ultraschallverfahren ein Bild der Morphologie liefert und das Dopplerultraschallverfahren die Funktion von sich bewegenden Medien aufzeigt. Dem liegt das von Christian Doppler (1803–1853) 1842 formulierte und 1845 von Buys-Ballot anschaulich bewiesene Prinzip zugrunde. Während dieses Prinzip bereits im letzten Jahrhundert zur Erforschung des Weltalls große Bedeutung erlangte, dauerte es bis in die frühen 60er Jahre dieses Jahrhunderts, bis die Medizin dieses so wichtige physikalische Prinzip für sich entdeckte. Unter Verwendung des 1880/1881 vom Ehepaar Curie entdeckten piezoelektrischen Effekts läßt sich eine Schallenergie von einem Kristall aussenden und die beispielweise durch fließendes Blut auftretende Frequenzverschiebung aufzeichnen und analysieren. Es werden in der heutigen Anwendung 2 verschiedene Dopplergeräte unterschieden, nämlich die

- nichtdirektionalen (nichtrichtungsangebenden) Doppler und die
- direktionalen (richtungsangebenden) Doppler.

Die letztgenannten Dopplergeräte sind für die Information der Blutflußrichtung in der Angiologie unerläßlich.

Im Unterschied zu den B-Bild-Ultraschallgeräten zeigen die Dopplergeräte die Frequenzverschiebung als Kurvenzug auf, wobei die dabei entstehende Graphik der im jeweiligen Blutgefäß registrierten Geschwindigkeit entspricht. Da im Blutgefäßquerschnitt gleichzeitig unterschiedliche Geschwindigkeiten des Blutflusses vorkommen, entspricht diese Kurve meist einer Mittelung der unterschiedlichen Geschwindigkeiten. Um jedoch Aufschluß über die verschiedenen im Blutgefäß auftretenden Geschwindigkeiten zu bekommen, wird der Einsatz der Spektralanalysetechnik notwendig. Dabei werden alle im Blutgefäß vorkommenden Geschwindigkeiten in Form von einzelnen Punkten aufgezeichnet, woraus eine komplexe Kurvenform resultiert. Die Intensität der einzelnen Punkte gibt dabei die Häufigkeit an, mit der die betreffende Geschwindigkeit im Gefäß vorkommt. Das Dopplerbild entspricht dann einer kompletten Geschwindigkeitskurve.

Folgende Voraussetzungen müssen für die Spektralanalyse idealerweise erfüllt sein:

- die Ultraschallintensität ist im Dopplerfenster homogen,
- jedes im Dopplerfenster vorkommende Blutkörperchen ist einer homogenen Intensitätsverteilung des Schallfeldes ausgesetzt,
- jedes Blutkörperchen im Schallfenster strahlt die gleiche Ultraschallintensität ab,
- die empfangene Ultraschallintensität ist der Zahl der reflektierenden Blutkörperchen im Dopplerfenster proportional.

Sind diese Bedingungen erfüllt, so repräsentiert die Verteilung der Frequenzen im Dopplerspektrum die Verteilung der Blutkörperchengeschwindigkeiten über den Gefäßquerschnitt bzw. über das Gefäßlumen. Die mittlere Blutstromgeschwindigkeit korreliert dann mit der mittleren Frequenzverschiebung des Dopplerspektrums. Die Berechnung der intensitätsgewichteten Mittenfrequenz f_{mean} gelingt mit der Frequenzanalyse $s(f)$ nach folgender Formel:

$$f_{mean} = \frac{s(f)^2/f/df}{s(f)^2/df}$$

Je nach Strömungsart sind innerhalb eines betrachteten Gefäßquerschnitts unterschiedliche Geschwindigkeiten der Blutkörperchen vorhanden. Kontinuierlich fließendes Blut in einem geradeaus unverzweigten Gefäß hat eine radiär-symmetrische Verteilung der Blutkörperchengeschwindigkeiten. Man bezeichnet dies als laminaren Fluß, der ein parabolisches Flußprofil aufweist: im Zentrum ist die Geschwindigkeit am größten und am Gefäßrand am geringsten. Diese Flußcharakteri-

stika sind weitgehend im venösen System erfüllt.

Die Laminarität des Blutflusses wird an Gefäßverzweigungen oder Gefäßverbiegungen gestört. In arteriellen Gefäßen entsteht in der Systole durch die Blutstrombeschleunigung ein pulsatiler Fluß mit flachem Flußprofil, welcher in der Diastole wieder eine laminare Strömungsform mit parabolischem Flußprofil annimmt.

Das vom Dopplerstrahl getroffene Gefäßareal, das sog. Probevolumen, weist also verschiedene Geschwindigkeiten auf. Das reflektierte Dopplersignal enthält somit nicht nur eine Frequenz, sondern ein Frequenzspektrum, das auch Dopplerspektrum genannt wird.

2.1.1 Kontinuierlicher Dopplerultraschall (Continuous Wave Doppler)

Diese Art von Dopplerultraschall dient in erster Linie der qualitativen Beschreibung des Blutstroms in oberflächlichen Gefäßen. Die Dopplersonde enthält 2 Kristalle, wobei der eine zur Aussendung des Ultraschalls und der andere zum Empfang des reflektierten Schalls dient. Der Unterschied zwischen entsandter und empfangener Frequenz ist die sog. Dopplerfrequenzverschiebung. Bei einer Veränderung der Dopplerfrequenzverschiebung kann qualitativ auf eine Änderung des Blutstroms geschlossen werden.

Die Dopplersonde empfängt die gesamte Schallenergie, die von sich bewegenden Medien reflektiert wird, unabhängig aus welcher Tiefe die zuvor eingestrahlte Schallenergie reflektiert wird. Der kontinuierliche Doppler arbeitet also nicht tiefenselektiv innerhalb einer vorwählbaren Eindringtiefe.

Daher eignet sich diese Dopplerart nur für oberflächlich gelegene Blutgefäße, da das dem Dopplerstrahl zuerst „in die Quere" kommende Blutgefäß erfaßt wird.

Der Vorteil des kontinuierlichen Dopplerultraschalls liegt in einer sehr guten Quantifizierung von Gefäßstenosen und einem sehr guten Rausch-Signal-Verhältnis (Verhältnis von Nutzsignal zu dem in jedem System vorhandenen Störsignal).

2.1.2 Gepulster Dopplerultraschall

Die gepulste Dopplersonographie ist in der Lage, qualitative und quantitative Blutstrommessungen selektiv auch in tiefliegenden Gefäßen vorzunehmen. Die Dopplersonde für gepulsten Ultraschall hat einen Kristall, der pulsatil Ultraschallwellen aussendet und in den Sendepausen die von dem Gefäß reflektierten Strahlen empfängt. Die Anzahl der pro Zeiteinheit ausgesandten Ultraschallimpulse ist von der Entfernung zwischen Ultraschallquelle und Gefäß abhängig. Sie wird als Pulswiederholungsfrequenz bezeichnet (PRF = pulse repetition frequency). Bei geringer Distanz zwischen Dopplersonde und Gefäß kann der Doppler mit einer hohen Pulswiederholungsfrequenz arbeiten. Die zu detektierende maximale Dopplerfrequenzverschiebung beträgt die Hälfte der Pulswiederholungsfrequenz (PRF/2). Bei größerer Distanz zwischen Dopplersonde und Gefäß muß eine niedrigere Pulswiederholungsfrequenz gewählt werden, da der Ultraschallimpuls einen weiteren Weg zurücklegen muß. Mit Hilfe des gepulsten Dopplers wird also eine Beurteilung bestimmer Gefäße in ganz bestimmten Tiefen möglich, indem Echos, die zeitlich zu früh, also

aus dem Nahbereich eingehen, sowie Echos, die zeitlich zu spät, also auch größeren Tiefen zurückkehren, eliminiert werden. Durch eine zeitlich und örtlich feste Zuordnung von ausgesandtem und reflektiertem Ultraschallimpuls ist eine Quantifizierung der Dopplerfrequenzverschiebung und damit eine Quantifizierung des Blutstroms möglich.

Als Probevolumen (Dopplerfenster, sample volume) wird die Ausdehnung des Meßortes bezeichnet; sie ist variierbar.

Der Vorteil des gepulsten Dopplerultraschalls ist die sichere und exakte Messung bestimmter Blutgefäße in bestimmten, wählbaren Tiefen. Der Nachteil liegt in der Verfälschung des Signals ab einer Blutstromgeschwindigkeit von ca. 1,5 m/s.

2.1.3 Duplexsysteme

Um bestimmte Blutgefäße bzw. Flußverhältnisse in bestimmten Gefäßarealen, z. B. um arteriosklerotische Plaques herum, gezielt dopplersonographisch untersuchen zu können, ist die Kombination der sonographischen Schnittbilddarstellung mit einem gepulsten Dopplersystem erforderlich. Diese Kombination gewährleistet die genaue Ausrichtung des Dopplerstrahls und des sample volumes exakt auf den interessierenden Untersuchungsort. Unterschieden wird zwischen den mechanischen und den elektronischen Duplexsystemen, wobei im eigentlichen Sinne nur die elektronische Version ein Duplexsystem darstellt: Bei den mechanischen Sektorschallköpfen wird der rotierende oder schwingende Kristall zum Aufbau des Schnittbildes und für den Dopplerbetrieb verwendet. Der gleichzeitige

Betrieb von Doppler- und Real-time-Sonographie ist nicht möglich. Die Richtung des Dopplerstrahls ist im Real-time-Bild einzustellen und die gewünschte Position des sample volumes zu wählen. Durch Tastendruck kann nun die Dopplerfunktion angesteuert werden. Das sonographische Schnittbild erscheint gleichzeitig in verkleinerter Form eingefroren auf dem Bildschirm. Der Vorteil dieses Verfahrens liegt in dem guten Rausch-Signal-Verhältnis des Sektorschallkopfes, wobei tief gelegene, schwach durchblutete Gefäße besonders gut untersucht werden können. Außerdem ermöglicht der kleine Schallkopf eine sehr flexible Handhabung. Der entscheidende Nachteil liegt darin, daß hier kein echtes Duplexsystem vorliegt, da Doppler- und Schnittbildbetrieb nicht gleichzeitig erfolgen können. So kann gerade bei sehr difizilen Fragestellungen, wie z. B. die Beurteilung der Blutströmung um eine arteriosklerotische Plaque in Abgrenzung gegen frisch aufgelagertes nicht echogenes thrombotisches Material, durch mangelnde Kontrolle des Dopplerfensters im Schnittbildbetrieb dessen Verrutschen aus dem zu untersuchenden Areal unbemerkt bleiben. Mit Hilfe der elektronischen Duplexsysteme ist jedoch eine Kontrolle möglich, da hierbei tatsächlich der simultane Betrieb von Doppler- und Schnittbildfunktion stattfindet. Durch Verwendung von Schallköpfen, die eine große Anzahl an Kristallen enthalten, welche elektronisch zeitlich nacheinander zum Schnittbildbetrieb angesteuert werden, kann parallel zum Schnittbildbetrieb eine gewisse Anzahl dieser Kristalle für den Dopplerbetrieb abgestellt werden. Dies kann beispielsweise in Phased-array- oder Linear-array-Schallköpfen gewährleistet werden. Im Duplexbetrieb, also dem zeitgleichen Doppler- und Schnittbildbetrieb, wird allerdings die Qualität des Schnittbildes im Vergleich zum alleinigen Schnittbildbetrieb aufgrund der hier geringeren Anzahl von Kristallen herabgesetzt. Die Frame rate des Schnittbildbetriebes ist verringert.

Mit Hilfe des elektronischen Duplexsystems kann also eine bestimmte Region, wie beispielsweise die Umgebung arteriosklerotischer Plaques, bezüglich des Blutstroms überprüft werden. Problematisch ist dabei allerdings, ob das angezeigte Dopplerfenster im Schnittbild auch akurat mit dessen tatsächlicher Lage im untersuchten Gefäß übereinstimmt, was technisch nicht immer gewährleistet ist. Daraus ergeben sich Gefahren der Über- und Fehlinterpretationen bei unkritischem Vertrauen in die präsentierte Technik.

Auch die *Angiodynographie* zählt zu den Duplexssystemen. Je nach Gerätetyp sind diese komplexen Systeme in der Lage, ein Schnittbild simultan mit Doppler und Farbdoppler zu betreiben. Der venöse oder arterielle Fluß wird dabei in Farbe kodiert, indem die verschiedenen Dopplerfrequenzverschiebungen je nach Ausmaß der Frequenzänderung und Flußrichtung bestimmten Farben zugeordnet werden. Da für die Dopplerfunktion relativ viele Kristalle abgestellt werden müssen, erfolgt der Bildaufbau des Schnittbildes deutlich langsamer (Frame rate teilweise zwischen 4 und 15 pro Sekunde), was u. U. dazu führt, daß die Untersuchung vom Auge nicht mehr als real time akzeptiert wird. Die Interpolation verschiedener Bilder kann eine höhere Frame rate vortäuschen. Auch verliert das Schnittbild im Farbdopplerbetrieb an Qualität.

Da die verschiedenen Fabrikate in der Genauigkeit und Zuverlässigkeit des Farbmodus sehr unterschiedlich sind, reichen die Einsatzmöglichkeiten der Farbdopplersonographie von der reinen Erkennung kleinerer Blutgefäße bis zu differenzierten Analysen des Strömungsverhaltens um arteriosklerotische Plaques. Dies zeigt, daß es bei mangelnder Kenntnis der Qualität, die das einzelne Gerät bieten kann, sehr leicht zur Überinterpretation von Befunden kommen kann.

2.2 Bildgebende Ultraschallverfahren in der Angiologie

G. RUDOFSKY

Mit den bildgebenden Echtzeitsonographieverfahren sind seit mehr als 10 Jahren nichtinvasive Darstellungen von Organstrukturen und -bewegungen oder besser deren Echoreflexionen in mehrdimensionalen Darstellungen möglich. Dies gestattet natürlich auch die Untersuchung von Gefäßen, die dem Ultraschall zugänglich sind.

Derzeit stehen 4 verschiedene Verfahren zur Verfügung (Tabelle 2.1). Mit der reinen Echtzeitsonographie können Gefäßwände und Gefäßinhalt mit immer besserer Auflösung dargestellt werden.

Die für verschiedene Fragestellungen ungenügende 2D-Technik ist im letzten Jahr durch das 3dimensionale Verfahren ergänzt worden, so daß in Zukunft auch komplizierte Organformen in ihrem räumlichen Verhältnis dargestellt werden können, so z. B. Plaques oder auch Tumoren.

Eine zusätzliche Blutflußbeurteilung erlaubt die Kombination mit gepulstem Ultraschalldoppler (s. auch

Tabelle 2.1. Einsatzmöglichkeiten verschiedener Ultraschallverfahren in der Angiologie

1. Real-time-Scan (Echtzeitsonographie)
   - Dynamische Darstellung der Gewebe
   - Ohne Blutflußuntersuchung
   - Bislang beste Bildauflösung
2. 3D-Sonographie
   - Vermessung auch komplizierter Volumina (Plaques)
   - Räumliche Darstellung von Aneurysmata, Knickstenosen, Varizenkonvoluten, Tumoren
3. Duplexsonographie (elektronisch)
   - Gleichzeitige Blutflußuntersuchung, Erkennung emboliegefährdeter Plaques, nicht okkludierender Thrombosen
   - Bei mechanischen Schallköpfen Nachteil des Umschaltens vom bewegten Rotor auf statischen Dopplerkristall
4. Angiodynographie
   - Echtzeitsonographie mit simultaner Doppleranalyse des gesamten Bildes
   - Simultane Duplexanalyse möglich
   - Slow-flow-Erfassung (3 mm/s)
   - Untersuchungen am Unterschenkel wahrscheinlich möglich
   - Nachteil: verringerte Auflösung des Echtzeitbildes
   - Grobe Graustufenraster

Abschn. 2.1.2). Die mechanischen Schallköpfe können allerdings nur intermittierend eingesetzt werden, d.h. der bildgebende Ultraschallsektorscanner muß während der Blutflußuntersuchung ausgeschaltet werden. Damit wird eine gezielte Flußanalyse wieder in Frage gestellt, da bereits kleine Änderungen der Sondenposition den gepulsten Doppler erheblich vom gewünschten Ort der Untersuchung ablenken können. Auch durch schnelles automatisches Umschalten zwischen Ultraschallbild und Doppler wird dieses Problem nur ungenügend gelöst, so daß vor allem bei kleineren „samples volumes" (Dopplerfenster) des gepulsten Dopplers erhebliche Fehlermöglichkeiten entstehen könen. Die Kombination von simultan arbeitender Dopplersonde und Linearscan hat sich nicht bewährt, da diese wesentlich größeren Sonden über Gliedmaßen und an der A. carotis bei kurzem Hals des Patienten oft nur Gefäßquerschnittuntersuchungen erlauben. Dagegen gestatten die neuen elektronisch arbeitenden Schallköpfe um ersten Mal eine echte simultane Untersuchung des morphologischen Echtzeitbildes und der Blutströmung in einzelnen auf dem Ultraschallbild sichtbaren Gefäßabschnitten (Meyer u. Rudofsky 1986a; Meyer et al. 1985).

Bei der Angiodynographie kann neben den oben dargestellten Möglichkeiten zusätzlich das gesamte Bild simultan mit einer Dopplerflußanalyse untersucht und der Blutfluß richtungsorientiert in allen auf dem Ultraschallbild perfundierten Gefäßen dargestellt werden. Diese Technik verringert derzeit noch die Bildauflösung, erlaubt aber auch einen Nachweis kleinerer Gefäße, z. B. im Unterschenkel und in sakralen Abschnitten, die wegen Streuechoüberlagerungen mit den anderen Verfahren bisher oft nicht eindeutig darzustellen sind. Vor allem die jüngste Gerätegeneration (1990) läßt diese Möglichkeiten in den Bereich der Wahrscheinlichkeit rücken.

Die Messung der Blutströmungsgeschwindigkeit in cm/s mit dem gepulsten Doppler erscheint problematisch, da die Modulation der Ultraschallwellen durch die Gewebe nicht erfaßt werden kann und damit für die exakte Berechnung nach der von Doppler angegebenen Formel auch nicht die wahren Sende- und Reflektionsfrequenzen zur Verfügung stehen. Auch die verschiedentlich angegebene Konstante ist nur ein Näherungswert, der vom jeweiligen Flüssigkeitsgehalt der Gewebe moduliert werden kann.

2.2.1 3D-Sonographie (s. Kap. 4)

Die klassische Sonographie erlaubt bekanntermaßen nur die zweidimensionale Darstellung und damit lediglich exakte Strecken- und Flächenberechnungen. Werden Volumenbestimmungen notwendig, kann man nur auf der Basis dieser Parameter Berechnungen durchführen. Dies setzt jedoch ideale, d. h. mathematisch exakt definierbare Volumina voraus, die allerdings höchst selten bei biologischen Körpern gegeben sind. Man war daher bislang gezwungen, bei Verlaufsbeobachtungen von Volumenänderungen sich entweder auf sehr einfache Strukturen zu beschränken oder erheblichen Rechenaufwand und möglicherweise Fehlbestimmungen zu riskieren. Nicht zuletzt wurden deshalb Studien zum Plaquewachstum als Einschlußkriterium nur frühe Läsionen der Arteriosklerose gewählt, da hier mathematische Rotationselipsoide angenommen werden konnten. Erst durch die Möglichkeit der räumlichen Darstellung ist auch die exakte Volumenbestimmung komplexer Körper möglich geworden und damit z. B. die Volumenbestimmung fortgeschrittener arteriosklerotischer Läsionen, wie exulzerierte Plaques oder Stenosen (Sohn et al. 1989). Damit werden in Zukunft Verlaufsbeobachtungen dieser Stadien nicht nur deskriptiv, sondern auch quantitativ durchführbar. Ebenso ist die räumliche Darstellung von arteriellen oder venösen Aneurysmata, Knickstenosen, Gefäßanastomosen und Varizenkonvoluten auch in ihrer Beziehung zu benachbarten Organen durch die 3dimensionale Darstellung möglich.

Mittels einer neuen Schallkopftechnik ist mit der konventionellen B-Bild-Technik auch eine räumliche Darstellung möglich. Dabei rotiert der

2dimensional arbeitende Schallkopf mit vorher einstellbarer Winkelgraduierung um eine Achse, deren Mittelpunkt vom Untersucher über dem Organ der „region of interest" (ROI) festgelegt wird (Sohn et al. 1989). Die Frequenz des Schallkopfes bestimmt dabei die maximale Eindringtiefe und damit auch die Größe des zu untersuchenden Organs. So ist z. B. für die abdominelle Aorta eine 3,5-MHz-, für die Carotis eine 7,5-MHz-Sonde erforderlich.

Das Prinzip dieser neuen Technik besteht darin, daß die Scanebene um einen fixen Kreismittelpunkt rotiert und dabei im Abstand von definierbaren Winkelgradzahlen (derzeit 10–3$^1/_2$) Ultraschallaufnahmen in einen Computer überträgt und digitalisiert. Derzeit werden noch auf den einzelnen Ultraschallbildern jeweils die Grenzen des interessierenden Organs per Hand konturiert und so dem Rechner kenntlich gemacht. Programme zur automatischen Konturierung sind jedoch schon in Erprobung (s. Kap. 4).

Die Rekonstruktion wird so durchgeführt, daß die einzelnen konturierten Schnitte in ihrer tatsächlichen räumlichen Anordnung zur Darstellung kommen. Das dabei entstehende Binärbild kann dann auch für die Berechnung komplexer Volumina verwendet werden.

Durch unterschiedliche Farbgebung und Helligkeit wird computertechnisch ein räumlicher Eindruck vermittelt und das Organ bzw. Ausschnitte davon können beliebig gedreht und von allen Seiten betrachtet werden. Neben der besseren Information über die Dignität von Tumoren scheint diese Möglichkeit erstmals nichtinvasiv Eindrücke vom räumlichen Verhalten komplexer Gefäßverläufe zu vermitteln, so z.B. bei Knickstenosen der A. carotis. Dies

war bislang mit der zweidimensionalen Darstellung nicht möglich und schon gar nicht mit dem Flächensummationsbild der Angiographie.

2.2.2 Duplextechnik

Die konventionelle Sonographie zeigte bei der Untersuchung von arteriosklerotischen Plaques sehr schnell ihre Grenzen. Echophänomene bei heterogen strukturierten Veränderungen lassen oftmals vermuten, daß thrombotisches Material auf den sklerotischen Wandläsionen abgelagert ist. Auch bei sehr sorgfältiger Untersuchung kann dann keine Differenzierung zwischen Artefakt durch Echoreverberation und aufgelagertem Thrombus erfolgen. Daher wurde mit der Kombination von gepulstem Doppler und bildgebendem Verfahren versucht, durch Flußuntersuchungen innerhalb dieser Regionen Differenzierungen mittels „small part sampling volumes" zu ermöglichen. Allerdings konnte mit dem mechanischen Duplex nie sicher davon ausgegangen werden, daß wirklich in der Zone des Interesses der Blutfluß untersucht wurde, weil zur Doppleranalyse das B-Bild ausgeschaltet werden mußte und man damit wiederum „blind" untersuchte (s. auch Abschn. 2.1.3). Dies mag auch die Erklärung für unterschiedliche Ergebnisse einiger Studien über Carotisstenosen sein, in denen die Duplexergebnisse mit dem intraoperativen Befund verglichen wurden und sehr gute bis überhaupt keine Übereinstimmung zwischen beiden ergaben (Hennerici u. Steinke 1987; Imperato et al. 1983; Sohn 1985). Damit war mit diesem konventionellen Verfahren eine sichere Unterscheidung von emboliegefährdeten Plaques und Stenose nicht möglich. Erst durch den elektronischen Duplex ist dieses Problem weitgehend gegenstandslos geworden, da nun tatsächlich „unter Sicht" Doppleruntersuchungen mit sehr kleinen „sampling volumes" um 1 mm in unmittelbarer Nachbarschaft von Plaques möglich sind und damit auch der sonographisch weiche Thrombus, der auf einer Plaque abgelagert sein kann, als solcher erkennbar ist.

Auf diese Weise werden auch Blutflußanalysen an kritischen Gefäßregionen, z. B. an Gabelungen, möglich und gestatten Einblicke in die Arterioskleroseentstehung durch verändertes Strömungsverhalten des Blutes. Wahrscheinlich können dadurch ebenfalls nur passagere Einflüsse auf die Flußcharakteristik überprüft werden, so z. B. die von Nikotin.

Auch in der Diagnostik venöser Erkrankungen können mit dem elektronischen Duplex Verbesserungen erreicht werden. So ist bei vollständiger Rekanalisation von Venenthrombosen oftmals die Venenwand versteift, induriert und sieht der typischen Arterienwand sehr ähnlich. Eine komplette Kompression kann dann nur schwer oder überhaupt nicht mehr durchgeführt werden. In solchen Situationen ist jedoch mit der konventionellen Sonographie eine sichere Erkennung wandständiger, also partieller Thrombosen nicht mehr möglich. Jedoch mit der simultanen Doppleranalyse ist im nicht komprimierbaren Restlumen während des Kompressionstests eine Differenzierung zwischen partiell kompromierbarer Vene und wandständigem Thromboserezidiv durchführbar.

Auch die Refluxdiagnostik über einzelnen, hämodynamisch bedeutsamen Venen, z. B. V. saphena magna und parva mündungsnahe oder tiefes Venensystem an Oberschenkel und Kniekehle, ist mit größerer Genauigkeit möglich, da mit dem elektronischen Duplex exakt das Gefäß von Interesse eingestellt werden kann und beim Refluxmanöver eine versehentliche Einengung des Gefäßes durch die Sonde natürlich sichtbar wird. Dies ist vor allem bei der Untersuchung subkutaner Venen von Bedeutung, da schon geringste Auflagedrucke eine Kompression verursachen und damit bei relativer Klappeninsuffizienz durch Venendilatation schlußfähige Klappen vorgetäuscht werden können. Entzündliche Reaktionen der Venennachbarschaft und -wand, Periphlebitiden, sind rein klinisch oftmals nicht von Thrombophlebitiden zu unterscheiden, da in beiden Situationen die Vene druckschmerzhaft, derb und nicht kompressibel erscheint. Im Duplex ist bei der Periphlebitis eindeutig der perfundierte Gefäßinnenraum sichtbar und dopplersonographisch unauffällig. An den tiefen Unterschenkelvenen ist allerdings die Grenze der Anwendbarkeit der bisherigen Duplexgeräte erreicht, da die kleinkalibrigen Gefäße aufgrund der Ultraschallstreuung nicht mehr eindeutig nachweisbar sind.

2.2.3 Angiodynographie

Bei gleichartigem Untersuchungsablauf wie bei der Duplexsonographie wird bei der Angiodynographie die Untersuchungsdauer verkürzt, da alle perfundierten Gefäße im Ultraschallbild gleichzeitig mit ihrem Blutfluß dargestellt werden. Dadurch wird das Auftreten von Gefäßen sowie die Erkennung von Stenosen und Turbulenzen vereinfacht.

Bei kleinkalibrigen Gefäßen ergibt sich im normalen B-Bild oft eine ungenügende Darstellung, da der Gefäßinnenraum durch Streuechos überlagert wird. Durch die simultane Flußuntersuchung werden bei der Angiodynographie die Streuungen unterdrückt und das Gefäßlumen durch den Doppler sichtbar. So besteht auch die Möglichkeit der Untersuchung kleinlumiger Gefäße, z. B. Unterschenkelarterien und -venen. Bei optimierter Nahfokussierung ist technisch auch die Untersuchung von Digitalarterien, oberflächigen Venen sowie von Perforansvenen möglich. Eine ausreichende Validierung der Angiodynographie für diese Untersuchungsregionen steht allerdings bislang aus.

Während der angiodynamischen Untersuchung ist mit den früheren Geräten eine exakte Beurteilung des Echtzeitbildes bislang nicht möglich, da die Auflösung verringert und das Raster der Graustufen vergröbert wird und somit zur hämodynamischen und genauen morphologischen Beurteilung der Gefäße durch die Duplexsonographie ein Umschalten bzw. Wegschalten der Farbinformation erforderlich ist. In der jüngsten Gerätegeneration ist von der Gerätesoftware auch dieses Problem gelöst. Ebenso scheint das Problem der ungenügenden Darstellung der Zone nahe an der Gefäßwand behoben zu sein, so daß die Irrtumswahrscheinlichkeit in der Diagnostik randständiger Thrombosen weiter reduziert wird und zum anderen die Untersuchungszeit weiter verkürzt wird.

Die bildgebenden Ultraschallverfahren stellen zu Angiographie und Phlebographie keine konkurrierenden Verfahren dar. Vielmehr liefern beide bildgebenden Techniken sich ergänzende Informationen. So wird mit der Angiographie der perfundierte Gefäßinnenraum mit großer Genauigkeit bis hin zu den kleinsten Arterien, die mit den Ultraschallverfahren nicht mehr

beurteilt werden können, komplett dargestellt. Damit sind dort nur angiographische Aussagen z. B. über die Dignität von Tumoren oder Immunangiopathien möglich. Schwierig ist derzeit auch noch die sichere sonographische Darstellung von Venen und Varizen, wenn diese nicht parallel oder annähernd parallel zur Körperoberfläche verlaufen.

Mit den bildgebenden Ultraschallverfahren können Gefäßwand- und Gefäßinhaltsbeurteilungen vorgenommen werden, die bislang mit der Angiographie nicht oder nur indirekt möglich waren, so kann z. B. das Kuppelphänomen als Zeichen für Embolien verwendet werden.

Im folgenden soll ein kurzer Überblick über alle in der Angiologie gängigen Untersuchungen gegeben werden, wobei die u. E. verbesserten Aussagen oder verkürzten Untersuchungszeiten durch die Weiterentwicklungen der Ultraschalltechnik in den speziellen Abschnitten besondere Erwähnung finden sollen. Die grundlegende Untersuchungstechnik ist die reine Echtzeitsonographie, da diese sowohl in der Routinediagnostik und Verlaufskontrolle einen festen Stellenwert hat als auch für die Bearbeitung wissenschaftlicher Fragestellungen, vor allem wegen ihrer nach wie vor unübertroffenen Auflösung, geeignet erscheint. Die Kombination mit dem Dopplerverfahren stellt lediglich den Versuch einer Ergänzung dar, die Hilfestellung in der Interpretation des Ultraschallbildes (Duplex) und in der Auffindung von Gefäßen (Angiodynographie) leisten soll. Erst mit den jüngsten Gerätegenerationen ergeben sich neue Indikationsstellungen, und es entwickelt sich eine neue eigenständige Untersuchungstechnik, in der sich zum ersten Mal funktionelle und morphologische Verfahren zu einer gemeinsamen Untersuchungstechnik vereinigen.

Die Dokumentation der Gefäßultraschalluntersuchung sollte prinzipiell mit Videotechniken erfolgen, weil nur so Bewegungsvorgänge, wie Gefäßpulsation, Kompressions- und Aufweittests, eindeutig zu dokumentieren sind. Vor allem geringfügige Gefäßwandveränderungen müssen immer in möglichst vielen Schnitten darstellbar sein, um Artefakte ausschließen zu können. Nur geometrisch definierbare Formen sind einer quantitativen Analyse zugängig, ansonsten muß eine deskriptive Beschreibung erfolgen (Imperato 1988; Keßler et al. 1987).

Wesentliche *Fehlermöglichkeiten* können durch nicht ausreichend gründliche Untersuchungstechnik, ungenügende Ankoppelung der Sonde an die Hautoberfläche, Echoartefakte, elektronische Unterdrückung von Minimalbefunden oder Artefaktproduktion entstehen.

2.2.4 Untersuchung struktureller Veränderungen am Gefäßsystem

Im folgenden soll die Ultraschalluntersuchung einiger struktureller Wandveränderungen am arteriellen und venösen Gefäßsystem beschrieben werden. An den Arterien kann man je nach Ausprägung der *lokalen Arteriosklerose* völlig unterschiedliche Ultraschallbilder erhalten. Der simultane Einsatz des elektronischen Duplex unter Zuhilfenahme des gepulsten Dopplers hilft dabei, Artefakte von tatsächlichen Veränderungen zu differenzieren, und wird fallweise besondere Erwähnung finden.

Frühe Wandveränderungen im Sinne beginnender Arteriosklerose zeigen zunächst einmal wenig echoreflektierende (weiche) subintimale Veränderungen. Dabei ist das sog. „Speckelmuster" über den Veränderungen erhalten. Je nach Art dieser subintimalen Infiltrate wird sich entweder ein homogenes oder heterogenes Echomuster ergeben. Bei hochempfindlichen Ultraschallgeräten ist cholesterinhaltiges, fibrinhaltiges oder Blutungsinfiltrat zu differenzieren. Dabei zeigt die frische subintimale Wandeinblutung die geringste oder keine Echodichte und erscheint am Infiltratrand von unscharfer Begrenzung, gegebenenfalls mit Echovermehrung verbunden. Bei älteren Infiltrationen kann es zu bindegewebiger Kondensation oder auch Kalkablagerungen kommen. Dabei nimmt die Echodichte natürlich deutlich zu. Bei Kalkablagerungen finden sich Echoauslöschungen hinter der Plaque. Sind diese an der Gefäßvorderwand lokalisiert, so kann die Echoauslöschung den Gefäßinnenraum betreffen. In dieser Zone kann dann ebenfalls kein Dopplersignal abgeleitet werden. Sind sie an der Hinterwand gelegen, so ist der retrovaskuläre Raum echofrei.

Je mehr und je länger sich arteriosklerotische Prozesse an den Prädilektionsstellen abspielen können, um so heterogener erscheinen die Wandveränderungen. Es finden sich neben verkalkten „alten" Ablagerungen auch frische, kaum oder wenig echogebende Veränderungen dicht nebeneinander oder übereinander geschichtet.

Andere Einlagerungsprozesse, wahrscheinlich vor allem an Stellen von extrem hohen Gefäßwandbelastungen, insbesondere bei Walkbewegungen in der Nähe der Gefäßgabeln oder auch in Höhe des Adduktorenschlitzes an der A. femoralis superficialis, können zum Abscheren dieser Veränderungen oder zu deren Aufbruch führen, zumindest aber zum Aufbruch der Deckschichten. Die Veränderungen sind dann in der Oberfläche rauh und schartig strukturiert. Im weiteren ist die Entwicklung von kraterförmigen Ausbildungen bis hin zu Ulzerationen (der Ulkusrand steht in einem Winkel von weniger als 90 Grad zur Gefäßwand) aus diesen Veränderungen heraus möglich.

Hier kann der Duplex zur eigentlichen Plaquebegrenzung mit dem „small part sample volume" eingesetzt werden und die Plaque in ihrer Ausdehnung zum Gefäßlumen hin abgetastet werden. Vor allem durch Echoüberlagerung fragliche Krater- oder Ulkusbildungen, die lediglich als dunkelgraue Veränderungen in hellgrauen Ulzerationen imponieren, können mit dem Doppler in small-part-sampling-volume-Verfahren dennoch als eine solche Wandveränderung, die als mögliche Thromboemboliequelle in Frage kommt, nachgewiesen werden.

Nur wenige Angiodynographiegeräte der jüngsten Generation sind in der Lage, in diesen gefäßwandnahen Anteilen der Blutströmung Turbulenzen nachzuweisen. Bei den älteren Verfahren wird dies aufgrund der Wandunschärfe im „color flow" nicht möglich sein.

Noch viel heterogener kann sich das morphologische Ultraschallbild der *Stenose* bzw. des Verschlusses präsentieren. Die völlig unterschiedlichen Entstehungsprozesse, wie thrombotische Auflagerung auf eine arteriosklerotische Plaque, Organisation dieser Thrombose und bindegewebige Schrumpfung mit erneuter thrombotischer Auflagerung oder die rasche thrombotisch oder hämorrhagisch bedingte Stenosierung mit möglicher Okklusion, bewirken neben arteriosklerotischen, d. h. verkalkenden Wandanteilen auch bindegewebig imponierende Strukturen und echoarme Bezirke. Die Blutung hinter einer Plaque und deren Abhebung liefert oftmals überhaupt keine Echos und wird im reinen echtzeitsonographischen Bild von einem durchgängigen Gefäßlumen nicht zu differenzieren sein. Lediglich die duplexsonographische Analyse oder auch die Angiodynographie helfen neben der klinischen Symptomatik, die Prozesse weiter zu differenzieren.

Der arterielle Verschluß zeigt in seinem akuten Stadium eine unverminderte Gefäßweite mit geringen Längspulsationen des Verschlusses. Die Gefäßwand selbst ist gegenüber dem Verschluß, vor allen Dingen bei embolischen Prozessen, klar abgrenzbar. Besteht der Verschluß länger, so kommt es zu einer Abnahme des Gefäßdurchmessers an der Verschlußstelle und zu einem eher verwaschenen Bild der Gefäßwand.

Die Kalzinose der Media, besonders im Bereich der Unterschenkel, ergibt bei voller Ausprägung eine komplette Schallauslöschung im Gefäßinneren und ist damit auch einer kombinierten Untersuchung mit Duplex oder mit dem Farbdoppler nicht mehr zugängig. Die Grenzen des Verfahrens in bezug auf den Nachweis von Blutfluß sind hier derzeit erreicht.

Aneurysmatische Veränderungen an den Extremitätenarterien, aber auch an der abdominellen Aorta oder ihren viszeralen Ästen können besonders exakt mit dem kombinierten Ultraschallverfahren analysiert werden. Es lassen sich die aneurysmatischen Ausdehnungen der Gefäßwände sowie der intraluminale Thrombusanteil sehr genau festlegen. Gleiches gilt natürlich auch für die Differenzierung des Aneurysma spurium von einem Hämatom nach arterieller Punktion.

Die normale Venenwand ist mit dem üblichen Echtzeitsonographieverfahren nicht sicher abzugrenzen. Sind dagegen *Thrombophlebitiden* oder *Phlebothrombosen* abgelaufen, so wird auch bei kompletter Rekanalisation die Gefäßwand in aller Regel verdickt und ähnlich einer Arterie erscheinen. Diese wahrscheinlich bindegewebige Induration kann soweit gehen, daß die Vene mit der Untersuchungssonde, selbst bei kompletter Durchgängigkeit, nicht mehr vollständig komprimierbar ist und eine erneute Venenthrombose oder eine partielle, wandständige Thrombose mit diesem einfachen Test nicht mehr ausgeschlossen werden kann. Allerdings kann hier durch gleichzeitige elektronische Duplexsonographie die Durchgängigkeit überprüft werden. Es empfiehlt sich dann während der Kompression und gleichzeitiger Doppleranalyse die distale Kompression bzw. das Valsalva-Manöver, um den Blutfluß zu erhöhen. Dies ist notwendig bei Geräten, die nicht auf Slow-flow-Analyse ausgelegt sind. Tatsächlich sind die meisten Duplex- und Angiodynographiegeräte bislang für die Untersuchung am arteriellen System und da speziell an der Carotis konzipiert. Häufig sind sie nur zur Untersuchung von hohen Blutströmungsgeschwindigkeiten ausgelegt und können die spontanen, niedrigen venösen Blutströmungen bei den meisten Formen der chronischen Venenkrankheiten nicht erfassen.

Je nach Rekanalisationsgrad einer Venenthrombose oder auch Thrombophlebitis werden septierte Venen oder multiple dünnkalibrige Venen im alten Venenbett oder in Strukturen, die keiner Vene ähneln, nachweisbar. Dies entspricht dem phlebographischen Bild der verschiedenen Stadien des postthrombotischen Syndroms, wie es von May und Nissl beschrieben wurde.

2.2.5 Anwendungsbeispiele bei einzelnen Krankheitsbildern

Beispielhaft werden im folgenden 2 Anwendungsmöglichkeiten besprochen. Mit der Echtzeitsonographie ist zum ersten Mal eine Beurteilung der Gefäßwände möglich. Mit hochauflösenden Geräten können Wandveränderungen mit weniger als 1 mm Ausdehnung erfaßt werden. Es können also z. B. arteriosklerotische Plaques schon mit 1 µl Volumen gemessen werden. Damit ist es möglich, auch frühe, präklinische Arteriosklerose nichtinvasiv zu erfassen und in ihrem Verlauf zu kontrollieren. So wurde z. B. an einem Krankenhauskollektiv von 600 Patienten die A. carotis routinemäßig beschallt und die Plaquehäufigkeit in Abhängigkeit zu den Risikofaktoren für Arteriosklerose gesetzt. Bei Patienten mit gehäuften Risikofaktoren fand sich eine um eine Altersdekade frühere Manifestation sowohl der beginnenden Veränderungen als auch der stenosierenden Gefäßprozesse.

In einer weiteren epidemiologischen Untersuchung wurde im Rahmen des Monica-Projekts der WHO überprüft, mit welchem Zeitaufwand bei der Ultraschalluntersuchung von A. carotis, A. femoralis und A. poplitea im Rahmen von Vorsorgeuntersuchungen gerechnet werden muß (1452 Teilnehmer). Alle Gefäße ließen sich durchschnittlich in 15 min darstellen. Es fanden sich dabei alters- und risikofaktorenabhängig zunehmend arteriosklerotische Läsionen, bei den männlichen Teilnehmern um eine Dekade früher als bei den Frauen.

Seit 1981 überprüften wir, ob es mit der Echtzeitsonographie möglich ist, hämodynamisch noch stumme arteriosklerotische Gefäßwandläsionen frühzeitig zu erkennen und zu verfolgen. Untersuchungen zur Plaquevermessung, Reproduzierbarkeitsmessungen und künstlich gesetzte Plaques mit definierten Volumina an Tierarterien ermutigten uns, eine Studie an symptomfreien Probanden mit bekannten Risikofaktoren zu initiieren (DeMont-Hahn 1989). Auch eine Mitteilung französischer Autoren konnte unsere Befunde unterstützen (Cranley et al. 1989).

In einer prospektiv angelegten Studie wurden Probanden aufgenommen, die 2 oder mehr Risikofaktoren zur Arteriosklerose in der Anamnese hatten. Bei der Aufnahmeuntersuchung mußte mindestens eine nicht exulzerierte Plaque in den untersuchten Gefäßarealen nachweisbar sein. Des weiteren durften bei leerer Anamnese keinerlei Symptome oder Befunde für das Vorliegen einer Durchblutungsstörung am Herzen, Hirn oder an den Gliedmaßen sprechen.

Die Patienten wurden aus einer epidemiologischen Studie zur Häufigkeit von degenerativen Gefäßkrankheiten an Arbeitnehmern der metallverarbeitenden Industrie rekrutiert (Gesamtteilnehmer 2597).

Bislang wurden in mehreren gleichkonzipierten Studien insgesamt 211 Probanden über 15 Monate bis zu 4 Jahren beobachtet. Sie wurden in 3monatigen Abständen mit der Realtime-Technik untersucht, die Plaques in ihrer Größe vermessen und daraus das Plaquevolumen bestimmt. Das Studienziel war, die Entwicklung von arteriosklerotischen Plaques zu verfol-

gen. Die untersuchten Gefäßprovinzen sind die A. carotis im extrakraniellen Verlauf, die Aa. iliaca, femoralis und poplitea beiderseits sowie die Aorta abdominalis.

Im Rahmen dieser Studien wurden von 2 Untersuchern bei je 2 Meßwiederholungen in 3tägigen Intervallen an 12 verschiedenen Plaques Untersuchungen zur Reproduzierbarkeit der Meßwerte durchgeführt. Die Untersuchungsintervalle wurden bewußt so gewählt, um die Wahrscheinlichkeit spontaner Schwankungen durch Umbauvorgänge möglichst gering zu halten. Der mittlere Variationskoeffizient lag bei dem ersten Untersucher bei 14%, beim zweiten bei 16%, so daß eine befriedigende Reproduzierbarkeit auch kleinerer Plaques angenommen werden kann. Auch der individuelle Seitenvergleich des Plaquewachstums zeigte das Wachstum und die Rückbildung betreffend einen gleichartigen Verlauf. Damit sind mit hinreichender Genauigkeit die wesentlichen Voraussetzungen für Langzeitbeobachtungen von arteriosklerotischen Läsionen gegeben.

Typische Verteilungsmuster sollen an den Ergebnissen einer Untersuchung zur Wirkung eines Serotoninantagonisten dargestellt werden. Bei der Aufnahmeuntersuchung (n = 88) fanden sich insgesamt an der rechten A. carotis 56 und über der linken A. carotis 55 betroffene Gefäßbezirke. Singuläre Veränderungen lagen rechts in 32 Fällen und links in 28 Fällen vor. Multiple Plaques fanden sich 24 mal rechts und 27 mal links. Über der Aorta abdominalis konnten insgesamt 12 Veränderungen festgestellt werden, davon 3 singulär und 9 multipel. Über den Iliacalgefäßen waren eingangs in 26 Fällen rechts und in 22 Fällen links Plaques nachweisbar (29 singulär/37 multipel). An der A. femoralis wurden die meisten Veränderungen mit rechts 66 (29 singulär/37 multipel) und links 60 (32 singulär/28 multipel) festgestellt. In 16 Fällen konnten an der A. poplitea Veränderungen gefunden werden, rechts 16 singuläre und 3 multiple, links 14 singuläre und 2 multiple.

Damit findet sich in keiner Plaquelokalisation eine bevorzugte Seitenlokalisation. A. femoralis und A. carotis sind die am häufigsten betroffenen Gefäße, gefolgt von der A. iliaca. Dabei waren immer an der A. carotis oder femoralis Veränderungen feststellbar, an den anderen untersuchten Gefäßen konnten in keiner Studie isolierte Veränderungen oder im Laufe der Untersuchungen Neuentstehungen festgestellt werden, so daß beide Gefäße als „Kennarterien" für Arteriosklerosebefall des peripheren Gefäßsystems angesehen werden können. Daher sollten diese beiden Gefäße immer gemeinsam untersucht werden, da isolierter Befall einer dieser beiden Arterien möglich ist.

Kontrolluntersuchungen wurden alle 3 Monate durchgeführt, wobei ebenso wie bei der Aufnahme eine dreifache Dokumentation erfolgte. Jeder Patient wurde mit jeder Einzeluntersuchung auf einem eigenen Videoband dokumentiert, so daß alle Untersuchungen mit der jeweiligen Geräteeinstellung (SMS Mark 300 I) in chronologischer Reihenfolge festgehalten sind. Ferner wurden alle Plaques in maximaler Länge, Breite und Höhe zur späteren Volumenbestimmung vermessen. Zusätzlich wurden von dem Untersucher in einer Handskizze alle wesentlichen Merkmale des Ultraschallbildes, wie Abstände von Gefäßgabelungen, benachbarte knöcherne Strukturen und Plaquebeschaffenheit, dokumentiert. Bei eventueller Exulze-

ration der Plaques oder Übergang in Stenosen von mehr als 40% wäre ggf. der einzelne Studienteilnehmer aus der Studie ausgeschieden. Um keine weiteren Einflüsse auf den Verlauf zuzulassen, wurde die bisherige Therapie durch die jeweiligen Hausärzte weitergeführt.

Vergleicht man bei den Langzeituntersuchungen die Plaquewachstumsrate an den beiden Hauptlokalisationen, so zeigt sich über der A. carotis ein geringeres Wachstum als über der A. femoralis, über der sich die Plaquevolumina in 20 Monaten mehr als verdoppelt haben. Bei der Verlaufsverfolgung von Plaques einzelner Probanden findet man ein rascheres Wachstum größerer Plaques, wobei Regression und Progression nahezu synchrones Verhalten auch im Seitenvergleich zeigen. Eine komplette Reparation konnte nur vereinzelt bei kleineren Plaques festgestellt werden. Damit ist erstmalig eine direkte Kontrolle von Präventionseffekten der klinisch manifesten Arteriosklerose möglich.

Ergebnisse der Studien

Im einzelnen wurden dabei folgende Substanzen eingesetzt:

a) Placebo,
b) Acetylsalicylsäure (ASS) in der Dosierung von 1,5 und 1 g/d,
c) ASS (900 mg) in der Kombination mit Dipyridamol (3 mal 1 Tabl./d),
d) Naftidrofuryl 900 mg/d,
e) Lipidsenker ess. Phospholipide (EPL-Substanz).

Nach ASS-Gabe von 1,5 g/d zeigte sich im Vergleich zu Placebo-Verabreichung ein gesteigertes Plaquewachstum, möglicherweise bedingt durch den antiphlogistischen Effekt bei dieser Dosierung, der natürliche Reparationsvorgänge an den Plaques behinderte. Bei der niedrigeren Dosierung von 1 g/d konnte kein Unterschied zu Placebo beobachtet werden. Die Kombination von ASS und Dipyridamol reduzierte (möglicherweise aufgrund zu kleiner Kollektive statistisch nicht signifikant abzusichern) das Plaquewachstum im Vergleich zu Placebo. Naftidrofuryl konnte, wahrscheinlich über die serotoninrezeptor-inhibierende Wirkung, das Wachstum nachhaltig verzögern. Auch nach 4 Jahren waren weitere Wachstumsreduktionen festzustellen. Bei Patienten mit Fettstoffwechselstörungen, die additiv zur Diät mit Lipidsenkern behandelt werden mußten, konnte unter essentiellen Phospholipiden nach 9–12 Monaten eine deutliche Abnahme des Wachstums festgestellt werden, die auch im weiteren Beobachtungszeitraum (bis zu 18 Monaten) anhielt.

2.2.6 Ultraschalluntersuchungen am venösen Gefäßsystem

Eine der Verwendungsmöglichkeiten der B-Bild-Sonographie für das venöse Gefäßsystem ist die Darstellung der tiefen Extremitätenvenen (Funke 1988; Gekeler u. Schömig 1986; Hennerici et al. 1982; Keßler et al. 1987). Das subkutan und epifaszial gelegene Venensystem ist problematischer zu untersuchen, da die Sonde ohne Auflagendruck geführt werden muß. Sonst können zu leicht Kompressionen verursacht werden und damit Fehler entstehen. Andererseits wird dadurch die Ankopplung schwieriger, und Artefakte können die Untersuchung stören. Außerdem ist die Darstellung von schallkopfnahen Organen mit den meisten Techniken nur schwer möglich.

Sicher lassen sich aber mündungsnahe die Vv. saphena magna und parva untersuchen. Perforansvenen sind in ihrem tiefergelegenen Verlauf ebenfalls darstellbar. Die V. femoralis superior und V. poplitea, soweit sie nicht doppelläufig angelegt sind, können in ihrem Verlauf immer sicher dargestellt werden. Inwieweit doppelläufige Gefäße oder andere Normvarianten regelhaft zu erkennen sind, kann aufgrund der noch relativ geringen Erfahrungen nicht endgültig beantwortet werden. Nur bei extremem Fettansatz kann die Untersuchung erschwert werden. Stehen Schallköpfe mit unterschiedlichen Frequenzen (3,5, 5 und 7,5 MHz) zur Verfügung, so sollte immer eine Darstellung möglich sein. Die Untersuchung muß den gesamten Gefäßverlauf von V. femoralis superficialis und V. poplitea einbeziehen, wobei die V. femoralis bis in den distalen Oberschenkel über dem Adduktorenschlitz verfolgt wird, die V. poplitea von der Extremitätenrückseite im oberen Drittel der Wade beginnend bis in das untere Drittel des Oberschenkels darzustellen ist. Es ergibt sich bei diesem Vorgehen auch bei sehr adipösem Bein eine Mindestüberschneidung von mehr als 5 cm. Die Darstellbarkeit der Vv. iliacae und cava inferior kann durch Luftüberlagerung für die Notfalldiagnostik der tiefen Venenthrombose erschwert sein. Nach sorgfältiger Entblähung sollte jedoch auch hier ein einwandfreies Bild erreicht werden. Lediglich der zentrale Teil der Vv. iliacae communes und der Übergang in die distale V. cava inferior sind meist nicht eindeutig zu beurteilen. Damit ist diese kritische Region, die oftmals auch in der phlebographischen Beurteilung Probleme bereitet, im Ultraschall ebenfalls als „zone invisible" zu bezeichnen.

Im Unterschenkelbereich ist eine sichere Darstellung aller 6 Venen nicht möglich. Zwar wird beschrieben, daß frisch thrombosierte Venen als echofreie oder echoarme Areale zu identifizieren seien (DeMont-Hahn 1989). Allerdings dürfte eine Abgrenzung zu anderen Veränderungen (z. B. Hämatomen) schwer möglich sein, da eine Erkennung allein schon durch die mangelhafte Darstellbarkeit der begleitenden Unterschenkelarterien zur Orientierungshilfe mit den bisherigen handelsüblichen Geräten schwierig ist. Möglicherweise kann in Zukunft mit der Angiodynographie im „slow-flow-Verfahren" eine Anwendungserweiterung auch in distalen Gließmaßenabschnitten erreicht werden.

Typischerweise sind die Venen im Becken- und Oberschenkelbereich medial der Arterien lokalisiert und lassen sich durch die Sonde komprimieren. Ab der Poplitealregion können sie medial oder beiderseits der Arterie lokalisiert sein. Bei Atemstopp, Inspiration oder Betätigung der Bauchpresse nimmt der Venenquerschnitt zu. Bei frischen, nicht organisierten thrombotischen Verlegungen ist die Vene im Seitenvergleich erweitert und kann durch den Kopf der Untersuchungssonde nicht komprimiert oder durch Atemmanöver nicht aufgeweitet werden. Bei flüchtiger Untersuchung kann eine thrombosierte Vene während des Kompressionstests zur Seite weichen und so Kompressibilität vortäuschen. Es muß daher diese Untersuchung immer in mehreren Schnittebenen und nicht nur in Längsachse des Gefäßes erfolgen.

Zusammenfassend lassen sich folgende Kriterien für die Darstellung venöser Gefäße in der Echtzeitsonographie nennen:

1. Pulsierenden Arterien benachbart (Oberschenkel medial),
2. positiver Valsalva,
3. Kompressibilität,
4. atemabhängige Lumenschwankung.

Mit diesen Erkenntnismöglichkeiten der tiefen Beinvenen sind gezielte Fragestellungen zu beantworten:
– Venenquerschnittsvermessung,
– Thrombosediagnostik,
– Analyse von Gefäßbinnenstrukturen,
– Flußmessungen in Kombination mit Duplex,
– Analyse des umgebenden Gewebes (Kompressionsphänomene).

So können z. B. Venenquerschnittsvermessungen bei unterschiedlicher Körperposition durchgeführt werden. Es war damit der Nachweis möglich, daß Kompressionsstrümpfe der Klasse 3 und 4 auf tiefe Beinvenen einen Effekt haben, nicht aber Strümpfe niedrigerer Kompressionsklassen (Hennerici u. Steinke 1987). Des weiteren konnte in Kombination mit der Venenverschlußplethysmographie gezeigt werden, daß die Schwangerschaftsvarikosis nicht nur hormonelle Ursachen hat, sondern sehr wohl auch durch die Kompression der Beckenvene vom graviden Uterus mitbedingt wird (Sohn 1985).

In der Diagnostik der tiefen Beinvenenthrombose kommt der bildgebenden Ultraschalldiagnostik u. E. besondere Bedeutung zu. So ist zum ersten Mal nichtinvasiv eine morphologische Untersuchung möglich, die allerdings aus oben dargestellten Gründen eine Phlebographie vor invasiver Therapie, wie Operation oder Fibrinolyse, nicht ersetzen kann und daher nur als Screening-Methode einzustufen ist. Sie erlaubt aber erstmalig überhaupt eine Analyse des Gefäßinhalts (Imperato et al. 1983; Meyer et al. 1983).

Abb. 2.1. Frei flottierender Thrombus der V. femoralis

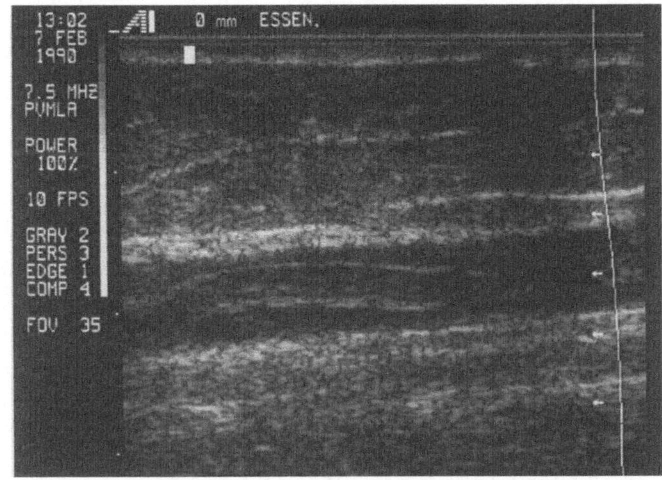

Abb. 2.2. Organisierte Thrombose der V. femoralis. Im Zentrum des Thrombus wird ein kleines Restlumen mit sehr hohem Blutfluß durchflossen (S-Sound)

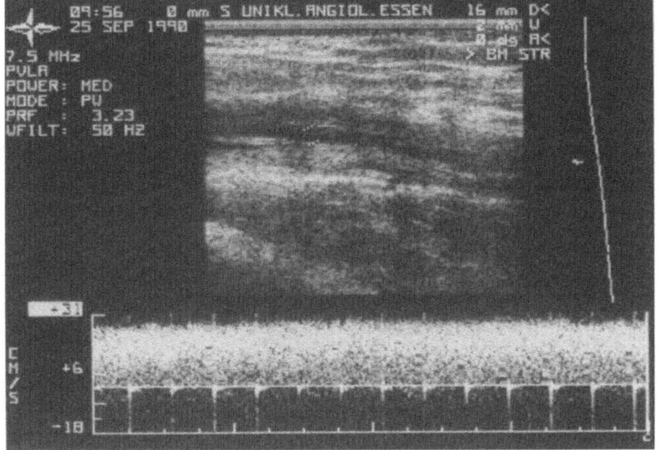

Die frische, nicht organisierte und komplett okkludierende Thrombose erscheint als echofreies oder -armes band, das nicht durch Valsalva-Manöver aufgeweitet oder mit dem Sondenkopf komprimiert werden kann. Wandständige Venenthrombosen, die oft auch phlebographisch nicht zu fassen sind, zeichnen sich durch ein nicht komplett komprimierbares Venenlumen aus und sind erstmals überhaupt sicher darstellbar. Auch mit der Phlebographie war dies bislang nicht möglich, da sie ein Summationsbild von räumlichen Strukturen in einer Ebene darstellt und partielle Thrombosierungen durch das Kontrastmittel überdeckt werden können.

Mit zunehmendem Organisationsgrad steigt die Echodichte (Abb. 2.1 und 2.2). Diese Merkmale wurden von uns in einer prospektiven, offenen Studie bei 153 Patienten (Jahrgang 1983–87), die wegen einer tiefen Beinvenenthrombose mit ultrahoch dosierter Streptokinase nach dem von Martin et al. 1983 angegebenen Schema fibrinolysiert wurden, festgestellt (Ehringer et al. 1987). Ein kompletter Lyseerfolg war nur dann zu erzielen, wenn echofreie oder echoarme Thrombosen vorlagen (n = 69 Fälle). Bei echoreichen Thromben konnte in keinem Fall eine Lumeneröffnung erreicht werden (n = 24 Fälle). Bei mittlerer Echodichte war der Lyseerfolg nicht sicher zu prognostizieren. Zeigte der Thrombus unter der Fibrinolyse eine Abnahme der Echodichte, so wurde ein Erfolg wahrscheinlich (n = 40 Fälle). Blieb die Echodichte gleich oder nahm sie zu, mußte mit einem Mißerfolg gerechnet werden (n = 20 Fälle) (Cranley et al. 1989; Flower 1985; Funke 1988; Gekeler u. Schömig 1986; Habscheid u. Wilhelm 1988; Keßler et al. 1987) (Tabelle 2.2).

Alle Patienten wurden jeweils vor und nach Lysetherapie phlebographiert und der Befund mit dem Ultraschall verglichen. Es ergab sich eine Übereinstimmung in 152 von 153 Fällen. In einem Fall wurde mit der Echtzeitsonographie eine gedoppelte Femoral- und Poplitealvene nicht erkannt.

Die sonographische Einteilung des Organisationsgrades und die Erfolgsbeurteilung bezogen sich natürlich nur auf die mit Ultraschall einsehbaren Venenabschnitte und nicht auf die gesamte Extremität einschließlich der Unterschenkel (Tabelle 2.3).

Tabelle 2.2. Echtzeitsonographie der Venenthrombose

Echomuster	Lyseergebnis
Echofrei/echoarm	69 von 69 eröffnet
Vermehrte Echos	40 von 60 eröffnet
Massive Echos	0 von 24 eröffnet

Tabelle 2.3. Echtzeitsonographie der Venenthrombose

Echostruktur	Organisationsgrad
Echofrei/echoarm	Frische Thrombose
Vermehrte Echos	In Organisation befindlich
Massive Echos	Alte, organisierte Thrombose

Damit ist mit der Echtzeitsonographie der Thrombusorganisationsgrad annähernd zu bestimmen und der Lyseerfolg oder -mißerfolg vorherzusagen.

Auch das weitere Schicksal der nicht lysierten oder nicht mehr lysierbaren Venenthrombose läßt sich mit dem bildgebenden Ultraschall verfolgen. So können Rekanalisierung und Wandverdickung nach alten Thrombosen beobachtet werden. Allerdings sind diese Venen dann oftmals nicht mehr oder nur partiell komprimierbar, so daß Rezidivthrombosen in rekanalisierten Venen häufig nur mit Hilfe einer simultanen Duplexuntersuchung erkannt werden können.

Die Echtzeitsonographie ist auch für angiologische Fragestellungen ein sehr nützliches Untersuchungsverfahren geworden, das als nicht invasive morphologische Darstellungsmethode eine Bereicherung für Vorsorge, Diagnostik, Verlaufskontrolle und Weichenstellung therapeutischer Entscheidungen darstellt und damit letztlich auch eine rationellere angiologische Behandlung stützt. Allerdings bleiben einige oben angedeutete Probleme offen, die auch mit der zusätzlichen konventionellen Dopplersonographie nicht zu beurteilen sind. Lösungen versprechen hier die Weiterentwicklungen i.S. der 3D-Sonographie, des Duplexverfahrens und der Angiodynographie.

Literatur

Cranley JJ Jr, Karkow WS, Baldridge ED (1989) Atlas of duplex scanning: carotid arteries. Saunders, Philadelphia

DeMont-Hahn A (1989) Ambulante Screeninguntersuchung der A.carotis, A.femoralis und A.poplitea mit der Real-time-Sonographie an einem repräsentativen Bevölkerungsquerschnitt. Dissertation, Ulm

Ehringer H, Bockelmann L, Konecny U, Koppensteiner R, Marosi L, Minar E, Schöfl R (1987) Verschlußkrankheit der extracraniellen A.carotis: „Spontanverlauf" und frühe Phase nach Thrombendarterieektomie im bildgebenden Ultraschall. VASA [Suppl 20]: 71–76

Flower R, Moncada JS, Vane JR (1985) Analgesic-antiphyretics and antiinflammatory agents. In: Gilman AG, Goddman LS, Rall TW, Murad F (eds) The pharmacological basis of therapeutics. Macmillan, New York, pp 28–31

Funke IB (1988) Zur fibrinolytischen Behandlung der tiefen Venenthrombose. Dissertation, Ulm

Gekeler W, Schömig A (1986) Real-time Sonographie – eine rationelle Diagnostik zur Früherkennung arteriosklerotisch gefährdeter Patienten. Dissertation, Ulm

Habscheid W, Wilhelm T (1988) Diagnostik der tiefen Beinvenenthrombose durch Real-time-Sonographie. Dtsch Med Wochenschr 113: 586–591

Hennerici M, Steinke W (1987) Morphologie und biochemische Parameter zur Regression von Karotisläsionen. VASA [Suppl] 20: 77–84

Hennerici M, Reifscheider G, Trochel V (1982) Ultrasonic imaging of the carotid artery. A post mortem study of 100 specimens. In: International Symposium: New ultrasonic methods in cerebrovascular disease, Freiburg

Imperato AM, Riles TS, Mintzer R (1983) The importance of hemorrhage in the relationship between gross morphologic characteristics and cerebral symptoms in 376 carotid artery plaques. Ann Surg 197: 195–203

Imperato AM (1988) Carotid plaque pathology. In: Boccalon H (ed) Angiologie. Libbey Eurotext, Paris, pp 171–178

Keßler C, Hipp M, Voosen P, Mödder G, Petrovici J-N (1987) Doppelisotopen-Szintigraphie der Halsgefäße bei Schlaganfallpatienten. Köln

Martin M, Fiebach BJO, Feldkamp M (1983) Ultrahohe Streptokinase-Infusionsbehandlung bei peripheren Gefäßverschlüssen. Dtsch Med Wochenschr 108: 167–171

Meyer P, Rudofsky G (1986) Measurement of ultrasound gray-scale-distribution – a new way in the prognostic evaluatuion of a thrombolytic therapy in patients with deep venous thrombosis. In: Maurer PC (ed) What is new in angiology? Zuckschwerdt, München, pp 207–211

Meyer P, Rudofsky G, Brock FE, Nobbe F, Gittermann N (1983) Echtzeitsonographische Untersuchungen bei venösen Thrombosen der unteren Extremitäten. In: Nobbe F, Rudofsky G (Hrsg) Probleme der Vor- und Nachsorge und der Narkoseführung bei invasiver angiologischer Diagnostik und Therapie. Pflaum, München, S 124–131

Meyer P, Rudofsky G, Altenhoff B, Nobbe F (1985) Verschlußplethysmographie und Echtzeitsonographie – Entscheidungshilfen für die Erfolgsbeurteilung der fibrinolytischen Therapie venöser Thrombosen. In: Maurer HJ (Hrsg) Berichtsband 3.Deutsch-Japanischer Kongress für Angiologie. Demeter, Gräfelfing, S 31–37

Meyer P, Rudofsky G, Nobbe F (1986) Das Histiogramm des Okklusionsmaterials – ein neuer Prognoseparameter der thrombolytischen Therapie bei tiefer Beinvenenthrombose. In: Hansmann M et al. (Hrsg) Ultraschalldiagnostik 86. Springer, Berlin Heidelberg New York, S 138–139

Raghavendra BN, Rosen RJ (1984) Deep venous thrombosis: detection by high-resolution real-time ultrasonography. Radiology 152: 789

Rudofsky G (1983) Diagnostische Aspekte der Venenerkrankungen in der Schwangerschaft und im Wochenbett. Swiss Med 5: 62

Rudofsky G (1988a) Kompaktwissen Angiologie. perimed, Erlangen

Rudofsky G (1988b) Duplexsonographie. In: Kriessmann A (Hrsg) Aktuelle Diagnostik und Therapie in der Angiologie. Thieme, Stuttgart, S 203–211

Rudofsky G, Meyer P, Brock FE (1981) Untersuchungen mit dem ADR-real-time scan zur Wirkung vom medizinischen Kompressionsstrümpfen auf tiefe Beinvenen. VASA 8 [Suppl] 8: 81

Rudofsky G, Meyer P, Müller-Heyden E (1983) Quantification of alterations of the vessel wall by real-time-scan in vitro and in vivo. XIII World Congress of the International Union of Angiology, Rochester

Rudofsky G, Meyer P, Hirche H, Altenhoff B, Lohmann A (1987) Erkennung und Verlaufskontrolle von frühen arteriosklerotischen Gefäßläsionen. VASA [Suppl] 20: 165–169

Sohn C (1985) Einfluß der Gravidität auf das Venensystem der unteren Extremität – eine prospektive Studie. Dissertation, Ulm

Sohn C, Rudofsky G (1989) Die dreidimensionale Ultraschalldiagnostik – ein neues Verfahren für die klinische Routine? Ultraschall Klin Prax 4: 219–224

Strandness DE JR (1988) Exploration of cervicoencephalic circulation: current state and future strategic trends. In: Boccalon H (ed) Angiologie. Libbey Eurotext, Paris, pp 165–171

Van Damme H, Creemers E, Martin D, Demoulin DJC, Limet R (1988) Pathologic aspects of carotid plaques: surgical and clinical significance. In: Boccalon H (ed) Angiologie. Libbey Eurotext, Paris, pp 91–98

Wheeler HB, Anderson FA (1985) Can noninvasive tests be used as the basis for treatment of deep vein thrombosis? In: Bernstein EF (ed) Noninvasive diagnostic techniques in vascular disease. Mosby, St. Louis, pp 201–211

3 Ultraschallhochfrequenzsignalanalyse

3.1 Gewebeunterscheidung durch Analyse der Hochfrequenzultraschallsignale

K. J. BEUTER, W. SWOBODNIK

Erfolge in der Gewebediskriminierung geben Anlaß zu der Hoffnung, daß im Ultraschallecho Informationen verborgen sein könnten, die mit Standardgeräten noch nicht oder erst unvollständig ausgewertet werden. Hier sollen hauptsächlich die methodischen Aspekte zur Erkennung von Gewebemerkmalen durch Auswertung der Feinstruktur der Echoinformation erörtert werden. Fortschritte in der Gerätetechnik unterstützen diese Verfahren. Wenn die Eigenschaften von echogenem Gewebe hinsichtlich chemischer Zusammensetzung, Textur und Feinstruktur durch den Ultraschall erkennbar werden, eröffnen sich zusätzliche diagnostische Möglichkeiten.

Bei der Analyse des hochfrequenten Ultraschalls, die hier kurz als HF-Analyse bezeichnet wird, wertet man die Eigenschaften der Wellenform des Ultraschallechos durch Signalanalyse, z. B. Fouriertransformation zur Gewinnung von Frequenzspektren aus, bevor die Bilderzeugung nach den bekannten Verfahren erfolgt. Das HF-Signal, das man im A-Bild darstellen kann, enthält noch alle Laufzeit- und Phaseninformationen, die dem Ultraschallsignal

bei der Echoformation aufgeprägt wurden. Bei der HF-Analyse werden geeignete Algorithmen angewandt, um physikalisch aussagekräftige und diagnostisch verwertbare Informationen über das Gewebe zu gewinnen. Geeignet sind dazu vor allem die Kurzzeitspektralanalyse, die Phasenanalyse und eine Reihe von Merkmalen des Amplitudenverlaufs über der Zeit. Man wird versuchen, die Ergebnisse der HF-Analyse der gewohnten Bildschirmdarstellung zu überlagern.

3.1.1 Sendesignal und Echo

Der eingestrahlte Ultraschallimpuls bestimmt die übertragbare Information. Seine Rückstreuungen aus dem Gewebe überlagern sich nach dem Superpositionsprinzip zum Gesamtecho nach einfachen physikalischen Gesetzen. Laufzeit, Impedanz und Geometrie sind die kennzeichnenden Größen, die das Echosignal definieren. Um sie abzubilden, benötigt man Impulse von kurzer Dauer und guter Bündelung. Eine genügend „saubere" Wellenform, die sich in einem glatten Frequenzspektrum ohne Einbrüche äußert, ist ebenfalls für hohe Abbildungsqualität und gute Rekonstruierbarkeit der Gewebeeigenschaften erforderlich. Abb. 3.1 zeigt das Spektrogramm eines Sendepulses. Verwendet wurde hier ein Ultraschallimpuls von 1,6 µs Dauer

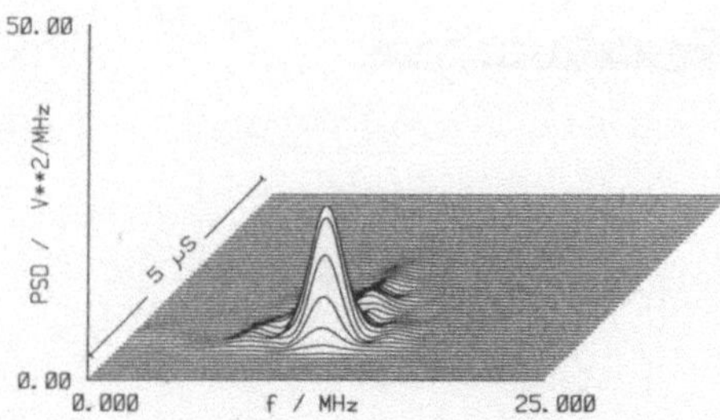

Abb. 3.1. Spektrogramm eines Sendepulses

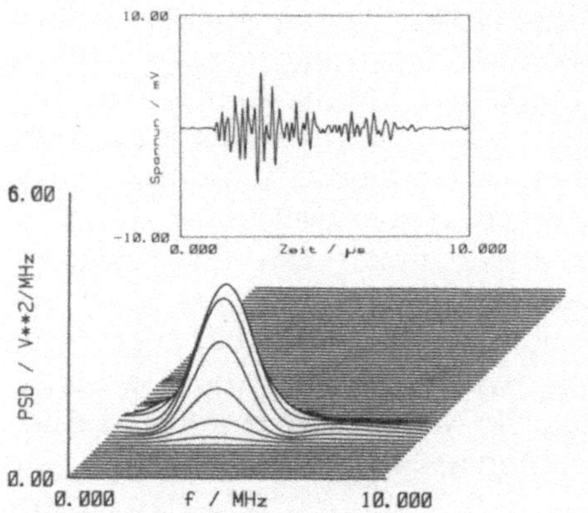

Abb. 3.2. Spektrogramme und Echos von Gallensteinen

ohne Vor- und Nachläufer mit einem glatten Verlauf der Wellenform. Das Frequenzspektrum dieses Pulses ist gekennzeichnet durch einen glatten Verlauf ohne Einbrüche und einen breiten Rücken in der Umgebung des Maximums, das der Nennfrequenz des Sende-/Empfangswandlers von 12 MHz entspricht. Die − 6dB Bandbreite dieses Pulses beträgt etwa 8 MHz und ist damit im Verhältnis zu längeren Wellenzügen relativ hoch. Die Echos von 2 Gallensteinen und ihre Spektrogramme sind in Abb. 3.2 dargestellt. An diesen Bildern lassen sich eine Reihe von Eigenschaften der HF-Ultraschallechos nachweisen:

Phasenveränderung des Echos bei der Reflexion. Das Echo von schallharten und schallweichen Berandungen beginnt je nach Beschaffenheit der echogenen Zone mit einer positiven oder negativen Halbwelle.

Frequenzselektive Reflexion an geschichteten Stoffen. Im Spektrogramm stellt man fest, daß die Frequenzanteile sich über der Laufzeit beziehungsweise Tiefe verändern. Daraus kann man auf innere Strukturen des Reflektors schließen. So können z. B. durch Interferenzeffekte in Schichten bestimmte Frequenzbereiche verstärkt oder abgeschwächt werden.

Impedanzänderungen über die Tiefe; Gliederung des Gesamtechos in Teilechos. Schleichende Impedanzänderungen erzeugen eine geringe Echoamplitude, verbunden mit einer zeitlichen Dehnung des Echos. Starke Impedanzveränderungen ergeben hohe Amplituden und einen kurzen Echopuls. Bei Gallensteinen findet man Echos über den gesamten Tiefenbereich verteilt. Hier kommen durch Rückstreuung in körnigem Gefüge zeitlich ausgedehnte Echos zustande. Bei manchen Steinen treten im Echo deutliche Vorläufer mit niedriger Amplitude auf, und das Hauptecho folgt später, bei anderen kommt der maximale Echoanteil aus dem Oberflächenbereich. Eine deutliche Gliederung des Echos läßt auf eine geschichtete Struktur schließen. Bei homogenem Gefüge ist mit einem starken Echosignal von der Oberfläche zu rechnen, das gleichmäßig über der Tiefe abnimmt.

3.1.2 Meßbare auffällige Signalmerkmale

Im Zeit-Frequenz-Bereich: In der Zeit-Frequenz-Ebene, in der die Spektrogramme in den Abb. 3.2 und 3.3 dar-

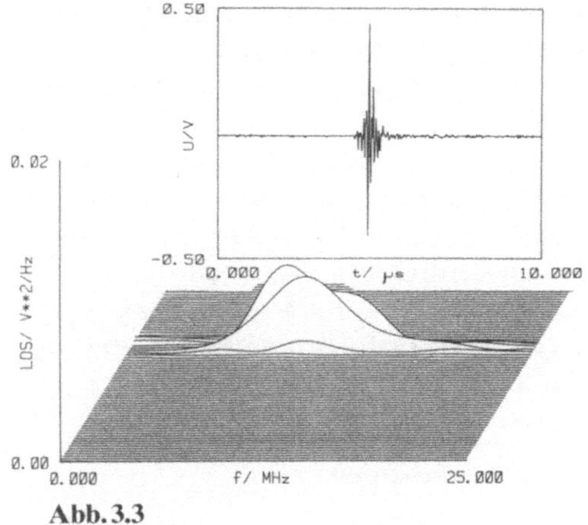

Abb. 3.3

gestellt sind, lassen sich durch Angabe der interessierenden Zeit- und Frequenzintervalle rechteckige Zeit-Frequenz-Fenster definieren. Man kann sie nach dem Gesichtspunkt festlegen, daß ein ausgewähltes Referenzecho dort seine maximalen Energieanteile aufweist. Die Teilenergie eines Echosignals, die in den definierten Fenstern liegt, wird dann zum Referenzecho in Beziehung gesetzt. Je nach Gewebebeschaffenheit wird man unterschiedliche Teilenergien in den einzelnen Fenstern feststellen.

Im Zeitbereich: Soweit ein genügend starkes Echo von der Oberfläche auftritt, kann die Anfangsphase mit den beiden Werten „positiv" und „negativ" gekennzeichnet werden. Die Amplitudenwerte charakteristischer Abschnitte können in Form von Maximal- und Effektivwerten festgehalten werden. Abfalls- oder Anstiegszeitkonstanten sind ebenfalls geeignet. Die Dauer charakteristischer Abschnitte sowie die Gesamtdauer lassen sich ebenfalls leicht messen. Beginn und Ende der einzelnen Abschnitte müssen durch geeignete Kriterien, z. B. Abfall auf einen festgelegten Prozentsatz der Maximalamplitude, einen Absolutwert oder andere objektiv feststellbare Größen festgelegt werden.

3.1.3 Klassifizierung nach Gewebetypen

Will man eine wirkungsvolle Gewebeuntersuchung erreichen, so muß man aussagefähige Signalparameter definiert haben. Ob sich die gewählten Parameter eignen, kann nur empirisch festgestellt werden. Durch heuristische Überlegungen und Erfahrung legt man einen Lernsatz von Signalparametern fest und testet diesen an Geweben bekannter Zusammensetzung. Auf der Basis von Gewebeeigenschaften, die man mit anderen Methoden festgestellt hat, teilt man die Proben in verschiedene Klassen ein. Durch Versuch und Irrtum oder auch mit systematischen Ansätzen transformiert man die Signalparameter so lange, bis die abgeleiteten Merkmale im Merkmalsraum auf entsprechend disjunkte Gebiete für die einzelnen Klassen abgebildet werden. Die Unterscheidungsgrenzen im Merkmalsraum werden so gelegt, daß möglichst viele Signalmerkmale in die richtige Klasse fallen. Damit kann man hoffen, daß die zukünftig zu untersuchenden Echomerkmale ebenfalls richtig klassifiziert werden. Die Richtigkeit kann nur durch entsprechend umfangreiche empirische Untersuchungen verifiziert werden. Sind geeignete Signalmerkmale, Transformationen und Unterscheidungsgrenzen festgelegt, so kann der Klassifikationsprozeß schematisch ablaufen und automatisiert werden. Der Aufwand hängt von der Schwierigkeit der Entscheidung, der Auswahl der Signalmerkmale und der Komplexität der Klassifikationsgrenzen ab. In praktischen Anwendungen wird man immer ein einfaches Unterscheidungsverfahren suchen. Sind bestimmte Signalmuster stets einer bestimmten Gewebeklasse zuzuordnen, so genügt es, diese Muster automatisch zu identifizieren. Dann kann man durch Mustererkennung auf das entsprechende Gewebe schließen.

3.1.4 Technisches Konzept

Die HF-Analyse läßt sich mit Labormitteln und Standardgerät durchführen. Man kann ihren technischen und zeitlichen Aufwand reduzieren, wenn man die folgenden Grundfunktionen gerätetechnisch zusammenfaßt:

a) Auswahl und Digitalisierung einzelner A-Scans,
b) Definitionsmöglichkeit für Prozeduren zur Messung von Signalmerkmalen,
c) Berechnung und Auswertung von Kurzzeitspektren und Spektrogrammen,
d) Messung, Transformation und Darstellung der ausgewählten Parameter,
e) automatische Klassifikation und Mustererkennung,
f) Einblendung der Ergebnisse in das B-Bild.

Zum Teil sind die Grundfunktionen schon in kommerziellen Geräten verfügbar. Die Rechenoperationen in c), d) und e) erfordern allerdings beträchtlichen numerischen Aufwand und sollten mit sog. Signalprozessoren ausgeführt werden, die als additiver Gerätemodul einzusetzen wären. Mit einem Gerätekonzept, das konsequent auf digitale Signalverarbeitung ausgelegt ist, kann man die übrigen Funktio-

nen durch Einfügen entsprechender Softwaremoduln realisieren.

Die HF-Analyse erfordert zumindest auf der Ultraschallseite keine neuen technischen Ansätze, sondern baut modular auf verfügbaren Geräten und Funktionen auf. Man sollte aber den Anpassungs- und Zusatzaufwand nicht unterschätzen und Realzeitlösungen erst dann anstreben, wenn das Verfahren genügend gesichert ist.

3.1.5 Aussichten

Aus dem HF-Signal und dem Spektrogramm lassen sich eine Reihe von physikalisch und diagnostisch sinnvollen Parametern ableiten, die eine weitergehende Strukturanalyse oder Differenzierung des Gewebes ermöglichen. Zwar sind die erforderlichen Signalanalysen in gut ausgerüsteten technischen Ultraschallabors und in Teilen auch mit Standardgeräten durchführbar, jedoch kann der zeitliche und technische Aufwand beträchtliche Ausmaße annehmen. Mit umfassender Digitalisierung der Gerätetechnik sind aber modulare Systeme vorstellbar, die ohne großen Zusatzaufwand eine gewebespezifisch ausgerichtete HF-Ultraschallanalyse zulassen. Es sind aber noch eine Reihe von parallellaufenden physikalischen und diagnostischen Analysen erforderlich, um die Verfahrensparameter und die Auswertealgorithmen zu verifizieren.

Literatur

Beuter KJ (1988) Erweiterte diagnostische Möglichkeiten durch die Hochfrequenz-Signalanalyse. In: Swobodnik W, Herrmenn M, Altwein JE, Basting RF (Hrsg) Atlas der Ultraschallanatomie. Thieme, Stuttgart
Mountford R, Wells PNT (1972) Ultrasonic liver scanning: the quantitative analysis of the normal A-scan. Phys Med Biol 17: 14

3.2 Die Ultraschallhochfrequenzsignalanalyse von Gallensteinen zur Bestimmung ihrer Zusammensetzung

W. SWOBODNIK

3.2.1 Einleitung

Epidemiologie der Cholelithiasis. In der Bundesrepublik Deutschland rechnet man mit durchschnittlich 12% Gallensteinträgern, also 5,2 Millionen der Bevölkerung. Dabei nimmt die Häufigkeit der Cholelithiasis mit steigendem Alter zu. Frauen sind zwei- bis dreimal häufiger betroffen. In der Altersgruppe der über 70jährigen Frauen ist jede zweite Gallensteinträgerin (Masserat et al. 1982).

Im Gegensatz dazu ist die Häufigkeit von Gallensteinen in den Entwicklungsländern äußerst gering. In Afrika beträgt sie 1%, in Asien etwa 5% (Brett u. Barker 1976). Die Cholelithiasis wird deshalb zu den sog. Zivilisationskrankheiten der Industrienationen gerechnet. Sie verursacht hohe sozioökonomische Kosten, sei es durch Diagnostik, Therapie oder Krankheitskomplikationen mit beruflichen Ausfallzeiten.

Es wurde deshalb in den letzten Jahren versucht, die Kosten für Diagnostik und Therapie durch die Einführung neuer Diagnostik- und Behandlungskonzepte zu reduzieren.

Chemische Zusammensetzung von Gallenblasensteinen. Als wichtigste kristalline Steinbestandteile werden Cholesterin- und Kalziumverbindungen angesehen. Auf dieser Grundlage der Zusammensetzung unterscheidet man 3 Hauptgruppen von Steinen (Sutor u. Wooley 1973):

– Cholesterinsteine
– Kalziumsteine
– gemischte Cholesterin-/ Kalziumsteine.

Andere Autoren sehen Cholesterin und Gallepigmente als wichtigste Strukturelemente an und kommen auf dieser Grundlage zu einer anderen Einteilung der Steinklassen (Wolpers u. Wosiewitz 1975; Peibin et al. 1983):

– Cholesterinsteine
– Pigmentsteine.

Diese Klassifikation ist für die klinische Routine, insbesondere bezüglich der Einteilung in konservativ behandelbare oder operativ anzugehende Steinträger praktikabler und hat sich in den letzten Jahren durchgesetzt. Bei den Pigmentsteinen werden kalziumarme und kalziumreiche Konkremente unterschieden (Wosiewitz u. Schröbler 1978). Gallenpigmente bestehen häufig aus Kalziumbilirubinat (Nakayama 1969).

Meist sind keine reinen Steine, d.h. nur aus einer chemischen Substanz einheitlich aufgebaute Gallensteine, zu finden (Russel et al. 1968). Fast alle Gallensteine des Menschen sind Substanzgemische. Nach Mosebach (Mosebach 1968) beträgt der Kalziumkarbonatgehalt nordeuropäischer Cholesterinsteine bis zu 1 Gew.-% in 42,9% der Fälle, bis zu 10 Gew.-% in bis zu weiteren 40,5% und bis zu 33 Gew.-% in weiteren 9%. Nach Sutor und Wooley (1973) liegen bei 13% der Gallensteinträger westlicher Industrienationen Kalziumsteine vor. Gemischte Steine mit mehr als 5 Gew.-% konnten sie bei 27% der Steinträger finden.

Untersuchungen der eigenen Arbeitsgruppe an 106 durch Cholezystektomie gewonnenen Steinen (Tabelle 3.1) konnten zeigen, daß lediglich 2 der Konkremente reine Cholesterinsteine waren (> 98 Gew.-% Cholesterin) und 30% der Gallensteine als gemischte Pigmentsteine anzusehen waren (Cholesteringehalt < 50% und Bilirubin- oder Kalziumgehalt über 25% bzw. 10%). Der Rest bestand aus gemischten Cholesterinsteinen (> 75% Cholesteringehalt), deren Pigmentanteil zwischen 9 und 24% variierte (Swobodnik 1990).

Diese kurze Übersicht über die vorliegenden Daten zur Steinzusammensetzung aus der Literatur und die eigenen Untersuchungen belegen – bei der Variabilität der Gallensteinzusammensetzung – die Bedeutung der prätherapeutischen Bestimmung des Steintyps für konservative Behandlungsversuche.

Nichtoperative Behandlungsverfahren bei Gallenblasensteinleiden. Seit Einführung der Cholezystektomie durch Carl Langenbuch (Langenbuch 1882) galt die Cholezystolithiasis als eine Domäne der chirurgischen Therapie. Als die Arbeitsgruppe um Schoenfield (Danzinger et al. 1972) erstmals nachweisen konnte, daß bestimmte Gallensteine mit Chenodesoxycholsäure aufgelöst werden können, fand die Chemolitholyse mit Gallensäuren weite Verbreitung. Trotzdem verloren die operativen Verfahren nicht an Bedeutung, da nur ausgewählte Cholesterinsteine für diese Behandlungsform geeignet waren. Ursodesoxycholsäure, eine tertiäre Gallensäure, besitzt ebenfalls cholelitholytische Eigenschaften, verursacht aber weniger Nebenwirkungen als die Chenodesoxycholsäure. Sie wird seit der Erstbeschreibung

durch Nakagawa (Nakagawa et al. 1977) zunehmend in Kombination mit (Podda et al. 1989) oder an Stelle von Chenodesoxycholsäure (Kurtz 1990) eingesetzt.

Die extrakorporale Stoßwellenbehandlung (Sauerbruch et al. 1986; Sackmann et al. 1988) mit anschließender Chemolitholyse der Fragmente wird ebenfalls zur nichtoperativen Behandlung von Gallenblasensteinen durchgeführt. Allerdings sind, wie auch bei der Lyse mit Gallensäuren, nur Cholesterinsteine für diese Therapie geeignet.

Die lokale Litholyse über perkutan transhepatisch eingeführte Gallenblasenkatheter mit MTBE, einem verzweigtkettigen aliphatischen Äther (Allen et al. 1985; Thistle et al. 1989), erfaßt als Zielgruppe ebenfalls nur Cholesteringallenblasensteine, da andere Cholesterinsteinbestandteile nicht ätherlöslich sind.

Somit sind für die nichtoperativen Behandlungsansätze nur Cholesterinsteine geeignet. Bei Steinen, deren Cholesterinmatrix mit Kalziumsalzen stärker durchsetzt wird, ist eine Aussage über den Behandlungserfolg nur schwer möglich. Sind Kalziumsalze hauptsächlich in einer äußeren Schale konzentriert, dürften diese Steine ebenfalls kaum einer Chemolyse zugänglich sein (Whiting et al. 1980; Kienzle u. Klee 1981).

Aus diesen Gründen ist für die nichtoperativen Behandlungsverfahren nicht nur der Steinnachweis, sondern auch die prätherapeutische Bestimmung der Steinzusammensetzung von ausschlaggebender Bedeutung.

Tabelle 3.1. Übersicht über die morphologischen, chemischen und sonographischen Kenngrößen des untersuchten Steinkollektivs. Aufgrund der chemischen Zusammensetzung wurde bereits versucht, eine Steinklassifikation durchzuführen (Chol. > 75 Gew.-%: Cholesterinstein, *CH;* Ca > 10 Gew.-%: Kalziumpigmentstein, *CA;* Bili > 25 Gew.-%: Bilirubinpigmentstein, *BI*). Die Einteilung auf dem Boden der B-Bild-Charakteristika (Swobodnik et al. 1986) ist in der letzten Spalte mit angegeben

Lfd. Nr.	Steingr. (mm)	Anzahl	Chem. Zusammensetzung (%)			Steinart (Chem. Anal.)	B-Bild -Diagn.
			Kalzium	Bili.	Chol.		
1	11	16	0,4	0,03	82	CH	CH
1/3	14	16	1,6	1,6	73	CH	CH
2	0,3	15	0,2	0,0	77,6	CH	CH
3	17	2	6,3	0,8	72	CH	CH
7	15	23	0,1	0,1	87,2	CH	CH
14	5	159	0,3	0,4	74,3	CH	CH
15	9	8	0,1	0,3	77,1	CH	CH
16	3	17	2,4	1,8	65,6	CH	CH
24	10	200	9,0	1,4	57,4	CH	CH
25	7	30	1,4	0,3	86,2	CH	CH
27	5	50	3,2	0,3	75,2	CH	CH
28	5	40	4,3	1,0	75,7	CH	CH
29	6	15	1,1	2,0	69,2	CH	CH
30	3	4	6,2	25,8	5,3	BI	BI
32	4	2	36,3	0,9	2,6	CA	BI
34	9	50	6,4	0,1	83,0	CH	CH
35	12	2	1,7	0,3	79,8	CH	CH
38	6	10	0,2	0,5	83,6	CH	CH
39	10	12	8,7	0,7	41,5	CH/BI	CH
40	14	1	2,1	0,2	69,5	CH	CA
42	4	100	0,4	0,0	92,2	CH	CH
44	20	1	0,4	0,0	72,9	CH	CH
45	5	1	1,3	0,0	92,0	CH	CH
46	7	150	0,2	0,8	73,9	CH	CA
49	18	1	4,9	0,6	54,6	CH	CA
50	18	1	0,4	0,3	76,4	CH	CH
52	4	80	0,7	0,5	72,9	CH	CH
55	8	50	1,9	0,2	60,1	CH	CH
58	6	8	1,9	20,4	15,9	BI	CH
60	12	3	11,8	0,0	32,9	CA	CH
62	7	45	0,2	0,0	62,9	CH	CH
64	4	50	0,4	0,2	63,7	CH	CH
65	3	1	15,3	9,2	3,3	CA	CA
66	28	16	1,7	0,1	82,3	CH	CH
70	9	13	0,2	0,5	77,9	CH	CH
71	12	26	1,7	0,7	82,2	CH	CH
73	3	90	7,3	0,5	65,2	CH	CH
75	9	50	1,3	6,4	58,4	CH	CH
76	9	20	2,5	0,1	80,8	CH	CH
77	15	6	0,4	2,2	77,9	CH	CH
78	7	50	0,6	0,1	85,1	CH	CH
82	20	1	0,8	0,0	82,5	CH	CH
83	8	11	1,2	0,0	77,6	CH	CH
85	6	10	0,7	0,2	85,8	CH	CH
86	10	10	0,4	0,0	90,0	CH	CH
89	4	50	0,9	1,3	82,9	CH	CH
92	15	7	2,0	0,2	83,6	CH	CH
93	12	2	17,4	0,4	45,9	CA	CH
100	10	ca. 70	0,3	2,6	75,6	CH	CH
101	5	ca. 100	0,9	1,4	75,0	CH	CH
102	16	ca. 30	0,4	0,8	75,3	CH	CH
105	5	12	0,4	1,8	65,8	CH	CH
106	21	1	3,7	0,5	70,0	CH	CH

Bisherige Methoden zur Bestimmung der Steinzusammensetzung. Konservativ behandelbare Cholesterinsteine müssen vor Beginn der Therapie mit hinreichender diagnostischer Sicherheit von nur operativ angehbaren Pigmentsteinen unterschieden werden. Dazu stehen verschiedene diagnostische Methoden zur Verfügung.

Mit radiologischen Verfahren, wie z. B. der Abdomenleeraufnahme, scheint dies nicht mit hinreichender Genauigkeit zu gelingen. So fanden Trotmann et al. bereits 1975 (Trotmann et al. 1975), daß 33% der schattengebenden Konkremente ihrer Untersuchungsreihe aus Cholesterin bestanden und kaum Kalzium enthielten. 14% der nicht schattengebenden Steine mußten anhand ihrer chemischen Analyse zu den Pigmentsteinen gezählt werden (Soloway et al. 1977). Bell et al. stellten fest, daß 8% der von ihnen untersuchten röntgennegativen Steinen weniger als 10 Vol.-% Cholesterin aufwiesen, und 12% einen Kalziumgehalt über 40% besaßen. Das heißt, 20% der röntgennegativen Konkremente sind vom Nichtcholesterintyp (Bell et al. 1975).

Die enterale oder parenterale Kontrastmittelgabe (Cholegraphie) bietet häufig keine weitere zusätzliche Information, da die Unterscheidung von röntgennegativen Pigmentsteinen und gleichgroßen sedimentierenden Cholesterinsteinen große Schwierigkeiten bereitet (Wosiewitz et al. 1978; Wolpers 1982).

Die Szintigraphie leistet keinen verwertbaren Beitrag zur Steindifferenzierung.

Die Computertomographie wird seit der ersten Beschreibung ihres Einsatzes zur Gallensteindiagnostik (Sarva et al. 1981) in zunehmendem Maße zur Bestimmung des Kalkgehalts von Konkrementen eingesetzt, insbesondere da Voruntersuchungen zeigten, daß die Dichtebestimmung in Hounsfield Einheiten (HU) mit der Steinzusammensetzung korreliert (Hickmann et al. 1986; Baron et al. 1988). Der konventionellen Röntgentechnologie ist sie deutlich überlegen: so fanden Janowitz et al. (Janowitz et al. 1990), daß 55% der Patienten mit unauffälliger Gallenblasenzielaufnahme Steinkalzifikationen im CT zeigten, die Dichtewerte zwischen 200 und 250 HU aufwiesen. Reines Cholesterin besitzt eine CT-Dichte von − 100 bis − 50 HU (Fork et al. 1983).

Die Nativcomputertomographie der Gallenblase gilt heute als diagnostischer Standard zur Bestimmung des Kalkgehalts von Steinen (Rambow et al. 1988).

Die konventionelle B-Bild-Sonographie besitzt zwar eine hohe Sensitivität und Spezifität im Steinnachweis oder Steinausschluß, zur Steinklassifikation ist sie jedoch nur bedingt einsatzfähig. In der Literatur existieren zu dieser Fragestellung widersprüchliche Berichte:

Purdom et al. (1980) und Cromme et al. (1981) geben an, daß kalziumhaltige Pigmentsteine an einem schmaleren Reflexband und einem intensiveren Echo erkannt werden können. Japanische Arbeitsgruppen haben die sonographische Steinklassifikation verfeinert (Tsuchiya et al. 1986; Yazawa et al. 1988). Andere Autoren hingegen (Caroll 1978; Filly et al. 1979; Good et al. 1979; Frentzel-Beyme et al. 1983) kommen zu dem Schluß, daß die sonographische Abbildungsweise nicht mit der chemischen Steinzusammensetzung korreliert.

Eigene Untersuchungen (Swobodnik et al. 1986) erbrachten, daß kleine, glatte Cholesterinsteine anhand ihrer

B-Bild-Schallcharakteristika in 90% der Fälle richtig erkannt werden können, jedoch werden nur 25% der Pigmentsteine richtig mit der konventionellen Technologie klassifiziert.

Es lag deshalb nahe, die einfach durchzuführende Sonographie durch Modifikationen in der Signalverarbeitungstechnologie so weit zu adaptieren, daß eine Steindifferenzierung ermöglicht wird.

Rechnergestützte Gewebedifferenzierung mittels HF-Signalanalyse. Ein erfolgsversprechender Ansatz dazu schien die rechnergestützte Gewebedifferenzierung mittels Hochfrequenzsignalanalyse (HF) darzustellen. Eine zuverlässige Gewebedifferenzierung setzt ein umfangreiches Informationsangebot über die Wechselwirkung der Ultraschallenergie mit dem zu untersuchenden Gewebe voraus. In der konventionellen Ultraschalldiagnostik mit A- oder B-Bild-Geräten werden die Schallbilder aus dem demodulierten reflektierten Signal erstellt. Hierbei geht ein Großteil des Signalinformationswerts verloren. Die visuelle Auswertung der in den Gewebeechogrammen enthaltenen Informationen durch den Untersucher ist deshalb nur beschränkt möglich. Daher versuchten einzelne Arbeitsgruppen die Gewebedifferenzierung durch die Anwendung einer rechnergestützten Analyse der Ultraschallsignale zu verbessern (Trier et al. 1975; Mailloux et al. 1986). Mountford und Wells (1972) gelang es erstmals, durch quantitative Analyse von A-Bild-Signalen zwischen gesundem und zirrhotisch verändertem Lebergewebe zu unterscheiden. Weitere Arbeiten zur experimentellen und klinischen Anwendung folgten (zur Übersicht s. Lizzi et al. 1976; Linzer u. Norton 1982; Nauth et al. 1986).

Für diese Form der Auswertung stehen im wesentlichen 4 Signalarten zur Verfügung (modifiziert nach Leitgeb u. Schuy 1981):

- das originäre, unverarbeitete HF-Signal am Geräteeingang (raw data)
- das hochfrequente A-Bild-Signal (HF)
- das demodulierte A-Bild-Signal
- Ausschnitte des B-Bildes.

Abhängig von der gewählten Signalart können folgende Gewebeparameter untersucht werden:

- physikalische Gewebeeigenschaften
  - akustischer Widerstand
  - Schallgeschwindigkeit
  - Schallabschwächung (Absorption/Streuung)

- Gewebestruktur
  - Streuzentren (Abstand, Größe, Homogenität, Isotropie)
  - Kontur.

Das Signal kann grundsätzlich in 2 Bereichen untersucht werden:

- im Zeit- bzw. Ortsbereich
- im Frequenzbereich.

In der vorliegenden Arbeit untersuchten wir, ob die Hochfrequenzsignalanalyse zur Gallensteinklassifikation benutzt werden kann. Für die In-vitro-Untersuchungen wurde dabei das Zeit-Amplituden-Echogramm des hochfrequenten A-Bild-Signals aufgezeichnet und im Zeit- sowie im Frequenzbereich analysiert. Für die In-vivo-Untersuchungen benutzten wir aus technischen Gründen das raw-data Signal eines handelsüblichen Ultraschallgeräts und analysierten das erhaltene Signal wie oben beschrieben. Zusätzlich wurden Mustererkennungskarten und neuronale Netzwerke zur automatischen Signalerkennung eingesetzt.

Bei der Analyse von Echogrammen liegt ein Problem der Mustererkennung vor. Das Ziel liegt in der Gewinnung von Kenngrößen, die einen quantitativen Vergleich der Echogramme verschiedener Gallensteine ermöglichen, so daß Aussagen über ihren Informationsgehalt hinsichtlich des kristallinen Steinaufbaus getroffen werden können.

In unserer Arbeitsgruppe wurde versucht, verschiedene Steinklassen – Cholesterin- und Pigmentsteine sowie Untergruppen – zu definieren und ihnen individuelle Merkmalsparameter des HF-Ultraschallsignals zuzuordnen. Als Referenzstandard wurde die Rasterelektronenmikroskopie in Verbindung mit energiedispersiver Röntgenstrahlenmikroanalyse gewählt, um den Kristallaufbau der Gallensteine exakt untersuchen zu können (Cesnik et al. 1977). Zusätzlich wurde die Steinzusammensetzung chemisch (Nakayama 1968) bestimmt und bei den In-vivo-Versuchsreihen eine Korrelation zu CT-Dichte und zum Lithotripsieerfolg erstellt. Der Zeitraum der gesamten Arbeiten erstreckt sich über die letzten 4 Jahre.

3.2.2 In-vitro-Untersuchungen

Patientenkollektiv und Versuchsanordnung. Bei 52 Patienten (35 Frauen und 17 Männer) wurden Gallensteine operativ durch Cholezystektomie gewonnen.

Die älteste Patientin war 85 Jahre, die jüngste 18 Jahre, das arithmetische Mittel betrug 57,4 Jahre.

Das Alter der männlichen Patienten lag zwischen 28 und 82 Jahren, das arithmetische Mittel betrug 58,1 Jahre. Solitärsteine fanden sich bei 8 Patienten.

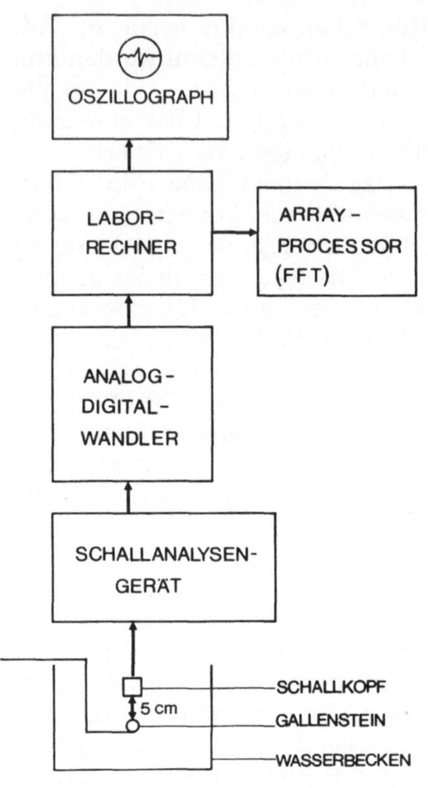

Abb. 3.4. Schematische Darstellung der Versuchsanordnung

```
 2–   9 Steine traten in 10 Fällen auf.
10–  19 Steine traten in 12 Fällen auf.
20–  49 Steine traten in 7 Fällen auf.
50–100 Steine traten in 12 Fällen auf.
über 100 Steine traten in 3 Fällen auf.
```

Zur Untersuchung von 53 Nativgallensteinen sowie 3 künstlichen Steinen wurde die Tauchbeckenversuchsanordnung benutzt. Die Steine wurden an einer mechanischen Manipulationseinrichtung (Isert, Stuttgart) befestigt und in ein Wasserbecken eingetaucht (Abb. 3.4). Es wurden Prüfköpfe mit 5, 10 und 20 MHz Nennfrequenz verwendet (Krautkrämer, Köln/Panametrics, Wiesbaden), für die statistische Auswertung wurden nur die mit dem 5 MHz-Schallkopf gewonnenen Daten verwendet. Der Schwingerdurchmesser betrug 3 mm, dies entspricht einer Schallkopfoberfläche von 7 mm². Die Signale wurden im Impulsechoverfahren mit einem Zeitfenster von $^1/_{10}$ µs gewonnen. Der Abstand zwischen Schallkopf und Gallenstein betrug 5 cm. Der reflektierte Impuls wurde mit einem Schallanalysengerät (Ultrasonic Analyser, Panametrics, Wiesbaden) aufgearbeitet. Hierbei waren Ausgangsenergie, Repetitionsrate und Dämpfung als Ausgangsvariablen und Filtereinstellung, Eingangsverzögerung und Glättungskonstante als Eingangsvariablen konstant.

Über einen Analog-Digital-Wandler (Biomation, Maltell) wurden die Signale einem Laborrechner (PDP-11-24, Digital Equipment Corporation, Maynard, Mass., USA) zugeführt und dort weiterverarbeitet. Die optische Darstellung erfolgte auf einem HP 1743-A-Oszillographen (Hewlett Pakkard, Böblingen). Die Frequenzspektren der Ultraschallechos wurden auf einem angeschlossenen Array-Prozessor (AP-4000, Analogie GmbH, Wiesbaden) mittels Fast-Fourier-Transform (FFT)-Algorhythmus (Bronstein u. Semendjajew 1985) berechnet. Die gleichzeitige Darstellung von Zeit- und Frequenzinformation erfolgte mit Hilfe sog. Spektrogramme. Dies sind Folgen von Frequenzspektren zeitlich aufeinanderfolgender und sich teilweise überlappender Echoabschnitte in dreidimensionaler Darstellung (s. Abb. 3.5).

Die Versuche wurden als Dreifachmessungen durchgeführt. Als Referenzsignal wurde ein von Plexiglas reflektiertes Ultraschallecho benutzt.

Diese Versuche wurden in Zusammenarbeit mit Dr. K. Beuter im Aku-

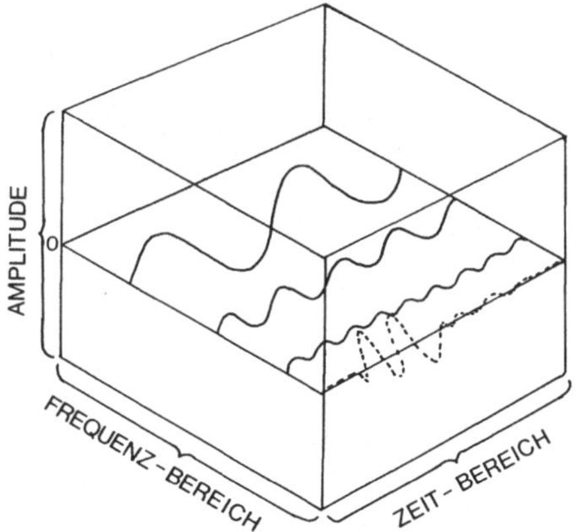

Abb. 3.5. Dreidimensionale Darstellung von Amplitude, Frequenz- und Zeitbereich eines Ultraschallsignals (modifiziert nach Trier 1977)

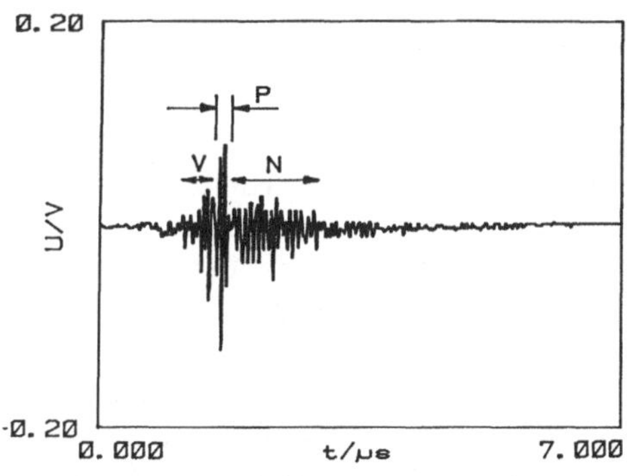

Abb. 3.6. Charakteristische Signalanteile des hochfrequenten A-Bildes

stiklabor der Firma Battelle, Frankfurt, durchgeführt.

HF-Signalanteile. Die charakteristischen Signalanteile des hochfrequenten A-Bildes sind in Abb. 3.6 wiedergegeben.

Dabei bedeuten

V = Vorlaufecho
  (Maß für Oberflächenrauhigkeit des Steines)
P = Hauptechokomplex
  (Maß für chemische Zusammensetzung der äußeren Steinhülle)

N = Nachläuferecho
   (Maß für Eindringtiefe des Ultraschalls
   ins Steininnere)

Die Abszisse gibt die Laufzeit in µs an:
V_t = Zeitdauer des Vorlaufechos
P_t = Zeitdauer des Hautechokomplexes
N_t = Zeitdauer des Nachläuferechos

Die Ordinate gibt die Schalldruckamplitude in Volt an:
V_A = Amplitudenausschlag von V
P_A = gemittelter Amplitudenausschlag von P
N_A = Amplitudenausschlag von N

Rasterelektronenmikroskopie und EDX-Analyse. Nachdem die HF-Analyse durchgeführt worden war, wurde die räumliche Anordnung von Cholesterin und Kalziumverbindungen auf den Gallensteinbruchflächen untersucht.

Die Analyse der räumlichen Verteilung der Kristalle erfolgte in einem Rasterelektronenmikroskop sowie durch simultane qualitative Kalziumanalyse nach dem Prinzip elektronenangeregter Röntgenfluoreszenz, d.h. als energiedispersive Röntgenmikroanalyse (EDX-Analyse).

Hierzu wurden die Gallensteine für wenige Sekunden in flüssigen Stickstoff gelegt und anschließend sofort mit einer Rasierklinge gebrochen. Die Steine erlangten so die nötige Sprödigkeit, und die Kristallstrukturen der Bruchfläche blieben bestmöglich erhalten. Die Bruchstücke wurden mit Kohlekleber (Leit-C nach Göcke, Neubauer-Chemikalien) auf Aluminium-Probenteller festgeklebt, die Bruchfläche war nach oben orientiert und lag möglichst parallel zum Probenteller. Die Präparate wurden nun 2–3 Tage in einem Vakuumexsikkator über Kieselgur bei 24°C getrocknet. Danach wurde durch Schwermetallbedampfung im Hochvakuum die elektrische Leitfähigkeit der Steinoberfläche hergestellt.

Die Steine wurden in einem Hummer V Gerät (Technics, San Jose, Cal., USA) mit einer Gold-Palladium-Schicht (200 Å) bedampft (Besputtert). Dies entspricht einer Einwirkdauer von 8 min bei 100 mTorr und 20 mA.

Der Steinaufbau wurde in einem Phillips 500 Rasterelektronenmikroskop bei einer Beschleunigungsspannung von 25 kV analysiert. Die Vergrößerung lag zwischen den Faktoren 10 und 2500. Der Strahldurchmesser betrug je nach Vergrößerung 0,125 µm, 640 Å oder 320 Å.

Die energiedispersive Röntgenstrahlenmikroanalyse erfolgte mit einem lithiumkompensierten Siliziumhalbleiterdetektor Model 2003 (Kevex, Foster City, Cal., USA) und wurde in einem Link-System-Analysengerät (Kontron, München) ermittelt. Die topographische Anordnung der Kristallstrukturen wurde photographisch (Kamera der Fa. Steinheil Optronic) auf Polaroid Film dokumentiert. Die Kalziumverteilung wurde nach Messung der charakteristischen Spektrallinien einerseits als Kalziumausschlag aufgezeichnet, andererseits als Kalziumverteilung des gesamten Steinquerschnittes durch helle Punkte auf einem Übersichtsphoto dargestellt.

Die Identifikation der einzelnen Kristallformen erfolgte anhand der Beschreibungen und Abbildungen in der Literatur (Abb. 3.7–3.11).

Gallensteintopographie. Zur Beurteilung der Topographie der Gallensteinbruchflächen wurde jeder Gallenstein in 3 Bereiche eingeteilt:

– Schale
– Intermediärschicht
– Kern (Abb. 3.12).

Abb. 3.7. Cholesterinmonohydrat (Endo 1962; Teranishi et al. 1990); die *Pfeilspitze* zeigt eine durch ihren typischen Winkel und ihre klassische Form charakteristische Cholesterinmonohydratplatte

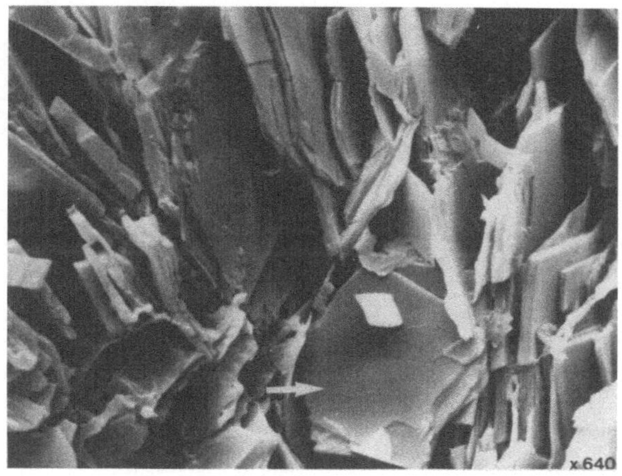

Ein Kernbezirk fand sich bei jedem Stein, während das Vorkommen einer deutlichen Schale oder eines eindeutig abgrenzbaren Intermediärraums variabel waren.

Nach Identifikation der vorgefundenen Kristallformen wurde das quantitative Vorkommen der 3 Grundbestandteile Cholesterin, Kalzium und Bilirubin geschätzt und durch Zuordnung in die Klassen 0, 1, 2, 3 in einer semiquantitativen Skala ausgedrückt:

0 = kein Kristall vorhanden
1 = nur sehr wenige Kristalle
2 = mäßig viele Kristalle
3 = sehr viele Kristalle, sie bilden die
    jeweilige Schicht fast ausschließlich.

Die Beurteilung mittels dieser Skala wurde für jeden der 3 Bereiche Schale, Intermediärschicht und Kern separat durchgeführt.

Untersuchungen an Steinfamilien. Die Untersuchungen über Art und Verteilung der Kalziumkristalle wurden an Gallensteinen, die von 52 Patienten stammten, vorgenommen. Hierbei waren in 46 Fällen intraoperativ 2 und mehr Steine gefunden worden, 6mal traten Solitärsteine auf.

Zunächst wurde geprüft, ob Steine derselben Steinfamilie (d. h. von einem Patienten), die makroskopisch dasselbe Aussehen hatten, auch eine identische Kalziumverteilung aufwiesen. Diese Annahme wurde in allen Fällen bestätigt, d. h. Steine, die aus einer Gallenblase stammten, besaßen bei gleichem Aussehen auch dieselbe Kristallmorphologie.

Anders verhielt es sich bei Steinen einer Steinfamilie, die schon makroskopisch ein unterschiedliches Aussehen besaßen: hier zeigten sich geringe Unterschiede bezüglich der Kalziumkristallisation. So konnte man z. B. bei Steinfamilie Nr. 1 deutliche Unterschiede (Färbung von Schale, Intermediärraum und Kern, Rauhigkeit der Oberfläche, Härte des Materials) erkennen. Die Steine wurden daher auch besonders numeriert (Nr. 1/1, Nr. 1/3). Stein 1/3 besaß in geringem Maße Bilirubin im Intermediär- und Kernbereich, bei Stein 1/1 wurde kein Bilirubin nachgewiesen. Stein Nr. 1/1 zeigte im Kern viel Kalziumpalmitat, bei

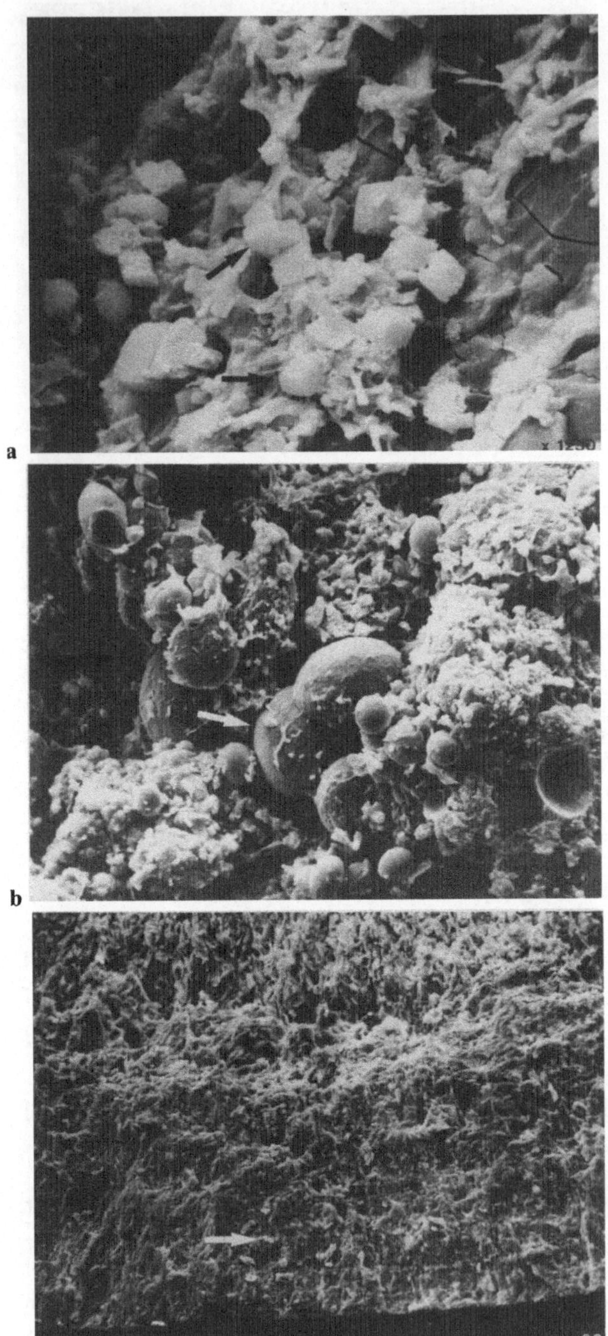

Abb. 3.8 a–c. Kalziumkarbonat. **a** Kalzit (Wosiewitz 1975; Wolpers 1987); die *Pfeilspitze* zeigt auf einen Kalzitwürfel. **b** Vaterit (Wolpers u. Wosiewitz 1975); die *Pfeilspitze* zeigt auf eine Vateritkugel. **c** Aragonit; Aragonit im Schalenbereich *(Pfeil)*

Abb. 3.9. Kalziumphosphatverbindungen, wie Apatit (Wosiewitz 1980); die *Pfeilspitze* zeigt auf ein Apatitkristall

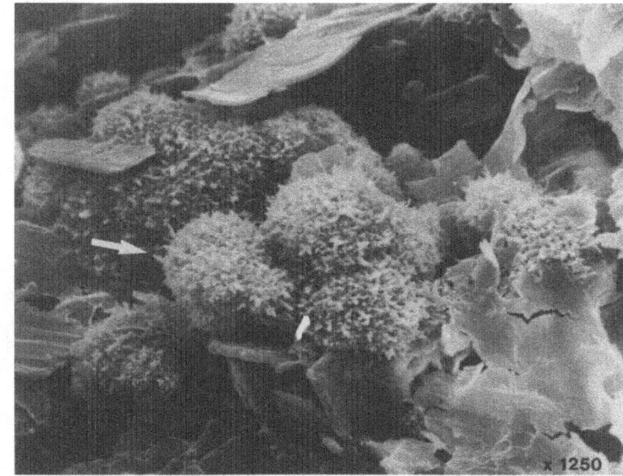

Abb. 3.10. Kalziumpalmitatmonohydrat (Wosiewitz u. Wolpers 1975; Wolpers 1987); die *Pfeilspitze* zeigt auf einen Kalziumpalmatitblock

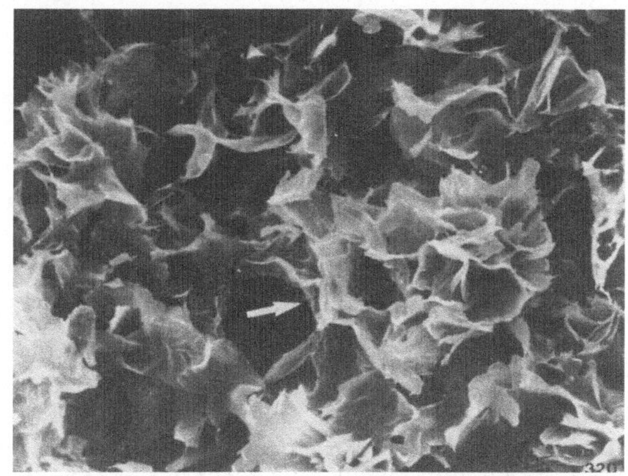

Abb. 3.11. Kalziumbilirubinat (Hisatsuga u. Ayama 1979; Wosiewitz 1983); der *Pfeil* markiert amorph geformtes Kalziumbilirubinat

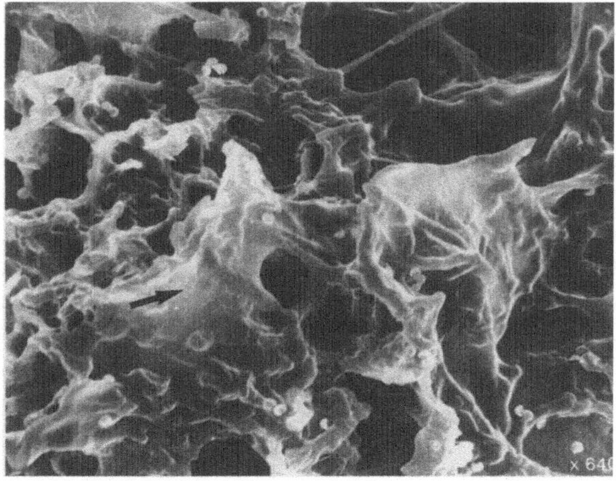

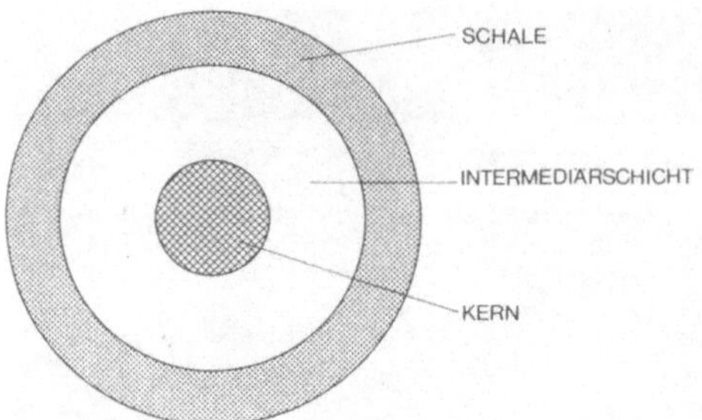

Abb. 3.12. Schematische Darstellung einer Gallensteinbruchfläche

Stein 1/3 fand sich Palmitat lediglich im Intermediärbereich.

Referenzmustererkennung. Es wurde zuerst versucht, das HF-Signal von künstlich hergestellten Cholesterin-, Kalk- und Pigmentsteinen abzuleiten. Diese Konkremente wurden in verschiedenen Größen aus Cholesterin-Monohydratkristallpulver, Kalziumkarbonat- und Bilirubinpulver angefertigt. Collodium diente als Bindemittel. Gewichtsmessungen von Grundsubstanz und fertigem Stein zeigten, daß über 95% des Collodiums verdampft waren, wenn die Steine sonographisch untersucht wurden. Dieses Bindemittel leistete damit nur einen unwesentlichen Beitrag zur gesamten Steinmasse.

Trotz dieser optimalen Voraussetzungen zeigte die Rasterelektronenmikroskopie (REM) dieser artefiziellen Steine, daß ihr Kirstallisationsaufbau in keiner Weise mit der natürlich anzutreffenden Steinstruktur und Kristallmorphologie zu vergleichen war (vgl. Abb. 3.14). Im Steininneren waren größere Hohlräume ausgebildet, und die Vergrößerungsaufnahmen zeigten, daß die Kristalle ungeordnet nebeneinander lagen (Abb. 3.13). Repräsentativ dafür ist die REM-Aufnahme des künstlichen Cholesterinkonkrements

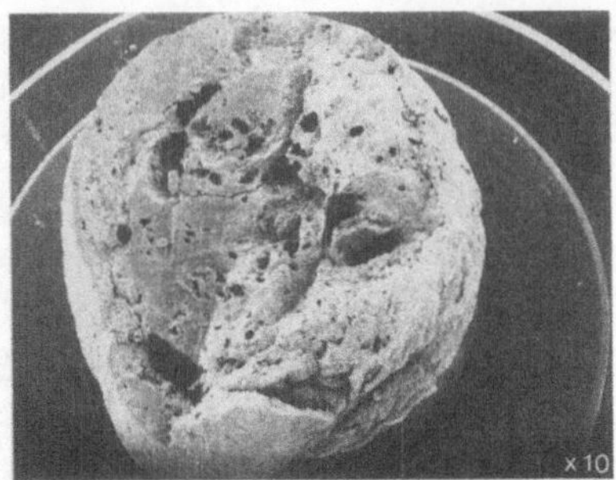

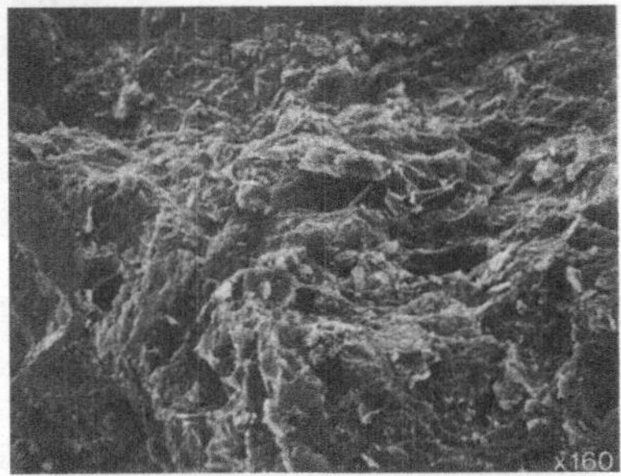

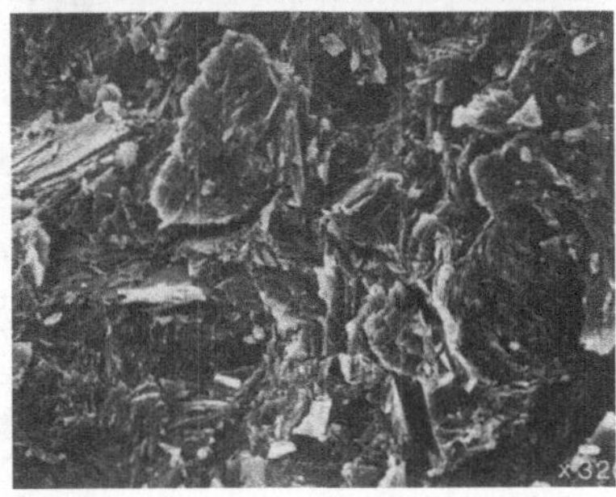

Abb. 3.13. Künstlich hergestellter Cholesterinstein. In der Übersicht *(oben)* sind bereits Hohlraumbildungen zu erkennen, in der Vergrößerung sind die Cholesterinkristalle regellos angeordnet *(unten)*

in Abb. 3.13 in verschiedenen Vergrößerungsstufen wiedergegeben. Dasselbe traf für Kalzium- und Bilirubinphantome zu (hier nicht abgebildet), so daß die HF-Signalmuster dieser artefiziell hergestellten „Referenzen" für die weiteren Untersuchungen nicht herangezogen werden konnten. Sie repräsentieren nicht die natürlicherweise anzutreffenden Kristallisationsverhältnisse.

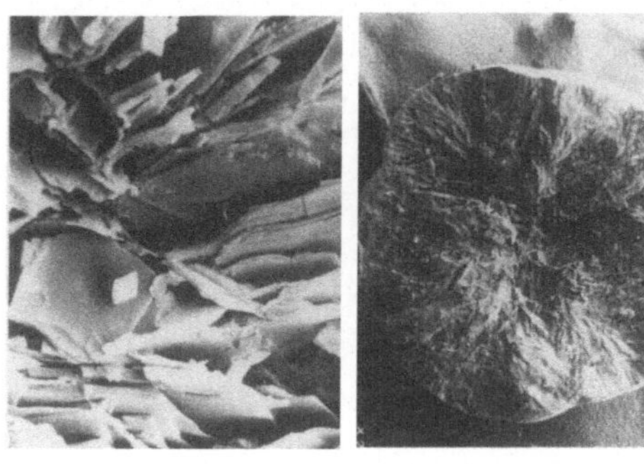

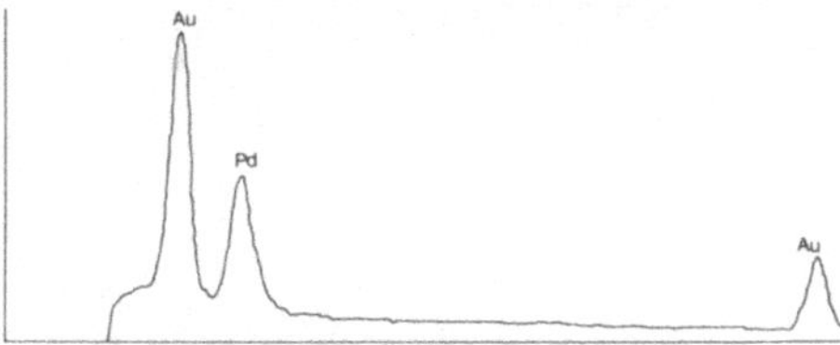

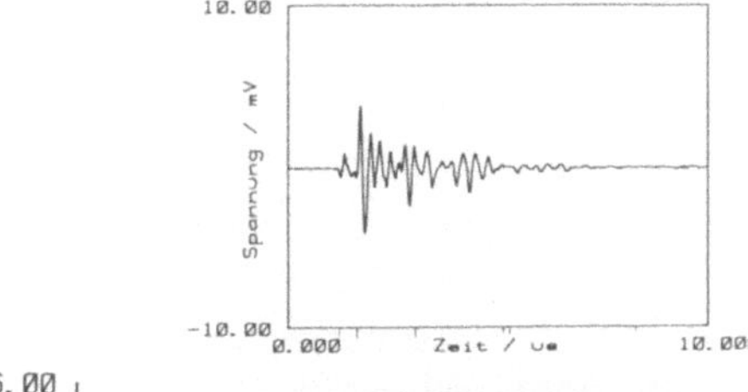

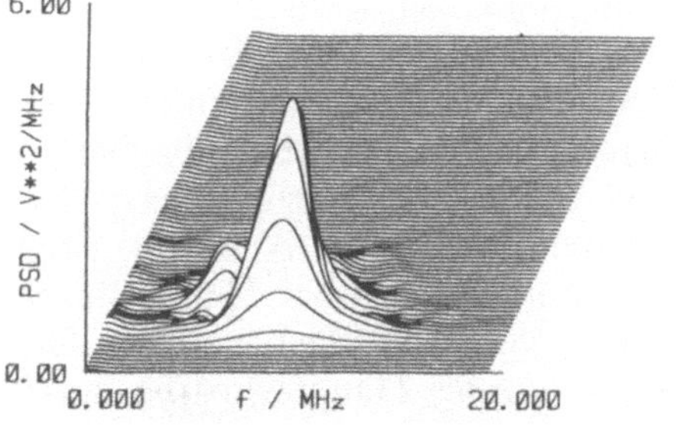

Abb. 3.14. Natürlich vorkommender Cholesterinreferenzstein. *Oben* sind Übersicht und Vergrößerungsaufnahme in der Montage angeordnet. In der *Mitte* ist die EDX-Analyse dargestellt, die genauso wie die REM das Vorliegen eines reinen Cholesterinsteins beweist. Die *unteren* Bildabschnitte zeigen das zugehörige zwei- und dreidimensionale HF-Signal

Wir verwendeten deshalb als Musterkennungreferenz durch Cholezystektomie gewonnene Steine, die durch chemische Analyse und REM-Morphologie als reine Cholesterin- oder Pigmentsteine (Kalk oder Bilirubin) definiert werden konnten. Als Cholesterinreferenz galten Steine, die in der chemischen Analyse mehr als 98 Gew.-% Cholesterin aufwiesen und bei denen elektronenmikroskopisch keine anderen als Cholesterinbestandteile entdeckt werden konnten (Abb. 3.14). Analoges galt für Bilirubinpigment- (Abb. 3.15; reines Bilirubin > 25%; Cholesterin < 20%; Kalzium < 5%) und Kalziumpigmentreferenzsteine (Abb. 3.16; Kalzium > 35%; Bilirubin < 1%; Cholesterin < 10%). Die zugehörigen HF-Muster (zwei- und dreidimensional nach Fourier-Analyse) sowie die EDX-Elementanalysen sind gleichzeitig mitabgebildet.

Natürlich gewonnene Cholesterinreferenzsteine (s. Abb. 3.14) sind im zweidimensionalen hochfrequenten A-Signal durch ein kurzes Vorläuferecho gekennzeichnet, dessen erste große Ausrichtung als positive Halbwelle auftritt. Der deutlich in die Länge gezogene Hauptimpuls zeigt einen mäßig hohen Ausschlag in der Amplitude. Das langdauernde Nachläuferecho besitzt mittlere Amplitudenhebungen, die nur langsam abnehmen. Die große Zahl zurückkehrender Echos repräsentiert die Tiefendurchdringung. Die Beschaffenheit und Anordnung der Cholesterinkristalle erlaubt ein tiefes Eindringen der Ultraschallenergie, so daß diese Steinart im wesentlichen durch die lange Dauer des Signals repräsentiert wird. Die geringen Oberflächenamplitudenausschläge erklären sich aus dem geringen Impedanzsprung zwischen cholesterinreicher

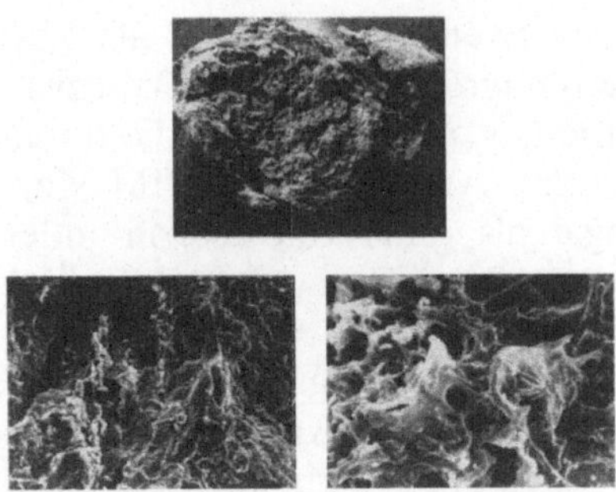

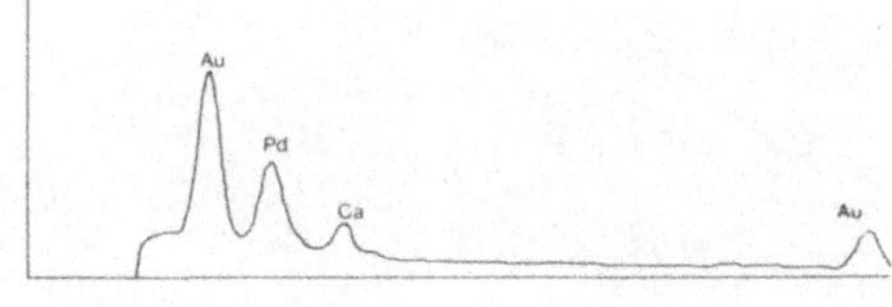

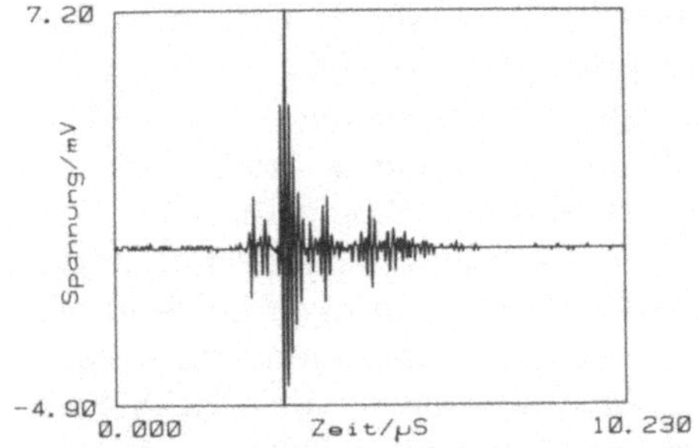

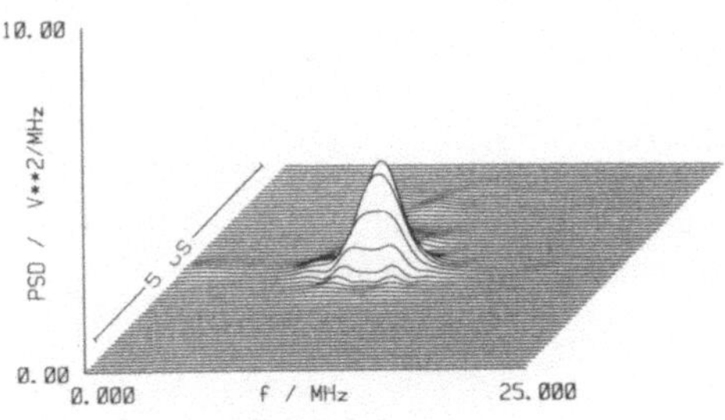

Abb. 3.15. Darstellung eines Bilirubinpigmentsteins: im *linken oberen* Quadrat sind Übersicht und REM-Vergrößerung wiedergegeben. Die EDX-Analyse zeigt wenig Kalzium *(oben rechts)*. Die zwei- *(unten links)* und dreidimensionalen *(unten rechts)* HF-Signalmuster sind typisch für Bilirubin

Gallenflüssigkeit und cholesterinreichen Steinbestandteilen. Offenbar spielt die physikalische Phase von Cholesterinkristallen (fest-flüssig) keine so große Rolle für die Impedanzsprungausprägung.

Das Frequenzspektrogramm nach Fourier-Transformation der Signalanteile zeigt in der dreidimensionalen Darstellung der Energieleistungsdichte über dem Frequenzbereich (x-Achse) und dem Zeitbereich (z-Achse) ebenfalls eine cholesterintypische Darstellung: das Signal nimmt einen breiten Frequenzbereich ein, d. h. es werden viele rückkehrende Echofrequenzen empfangen. Die Ausbreitung entlang der z-Achse entspricht der Tiefendurchdringung. Zum Vergleich ist in Abb. 3.17 das Muster einer Plexiglasreferenzmessung wiedergegeben.

Die natürliche kalziumreiche Pigmentsteinreferenz (s. Abb. 3.16) zeigt eine deutlich negative Halbwelle zu Beginn des Oberflächenechos. Die Amplitude des Hauptechos ist durch einen deutlichen Ausschlag, dessen Höhe sich nach 2–3 Schwingungen rasch vermindert, gekennzeichnet. Die Kalziumschale, die durch diesen Abschnitt des Signals repräsentiert wird, reflektiert große Anteile der Signalenergie und läßt nur einen geringen Teil des Ultraschallfeldes in die Tiefe eindringen. Die schwache Tiefendurchdringung dieses Steins, im Ver-

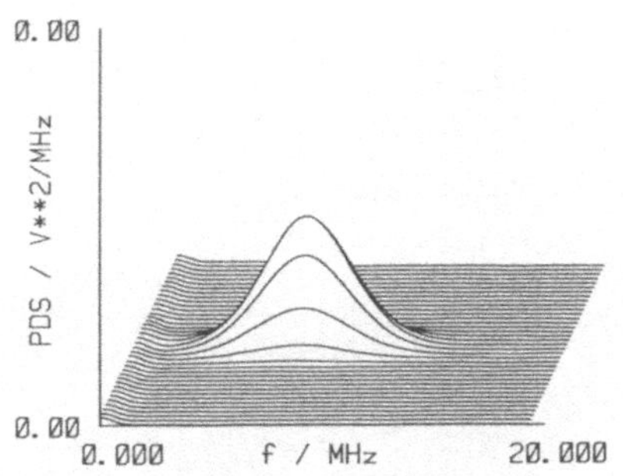

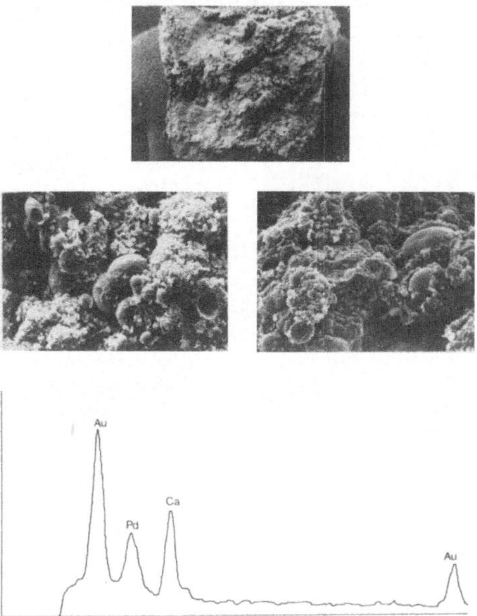

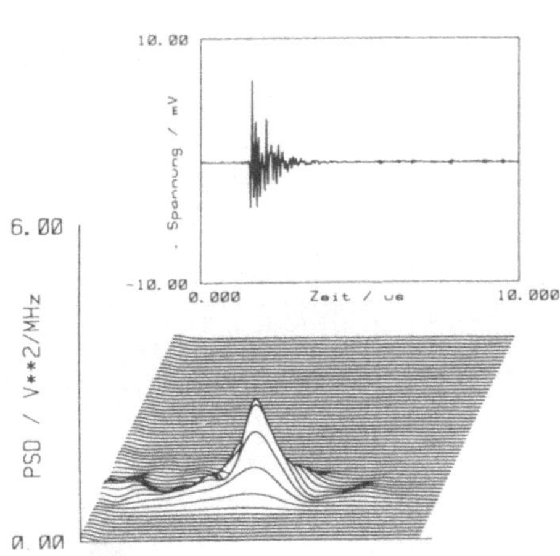

Abb. 3.17. Dreidimensionale Darstellung des Referenzmusters an einer Plexiglasscheibe. Die rückkehrenden Signalanteile sind homogen um die Ausgangsfrequenz eingeordnet

Abb. 3.16. Darstellung eines kalziumreichen natürlichen Pigmentsteins. Übersicht und REM-Vergrößerungsaufnahmen zeigen nur Kalziumkarbonate. Die EDX-Analyse beweist das Vorliegen eines kalziumreichen Steins (*mittlere Reihe*). Die HF-Signalmuster sind im unteren Bildabschnitt wiedergegeben (Erklärung s. Text)

gleich zu Cholesterinsteinen, drückt sich in einer kurzen Nachläuferzeit und einer niedrigen Nachläuferamplitude aus. Ein solches Signal wurde als kurzes, hartes Echo bezeichnet und gilt als typisch für hohe Kalziumkonzentrationen in äußeren (Schale/intermediär) Steinabschnitten.

Die dreidimensionale Darstellung zeigt, daß nur Echos eines relativ schmalen Frequenzbereichs empfangen werden. Die Ausbreitung der Signale entlang der z-Achse entspricht wieder der Zeitdauer bis zum Empfang der zurückkehrenden Signalanteile. Sie ist, entsprechend der geringen Eindringtiefe, kurz.

Bilirubinreiche Pigmentsteinreferenzen (s. Abb. 3.15) sind durch ein kurzes Vorläuferecho, das mit einer positiven Halbwelle beginnt, gekennzeichnet. Der kurzdauernde Hauptimpuls zeigt einen sehr hohen Amplitudenausschlag. Es schließt sich ein deutliches, langdauerndes Nachläuferecho an.

Nach Fourier-Transformation finden sich die rückkehrenden Signale dreidimensional über einem schmalen Frequenzbereich, ähnlich wie bei Kalziumsteinen. Es ist nur eine geringe Tiefendurchdringung erkennbar, was

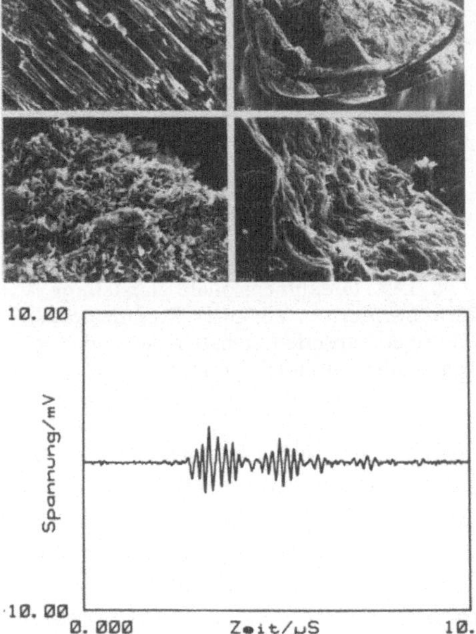

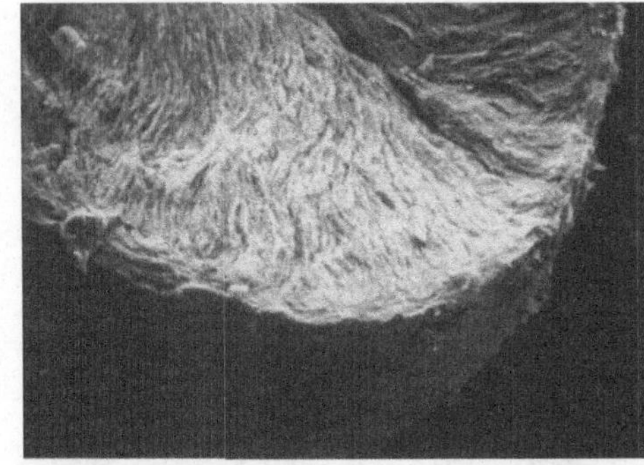

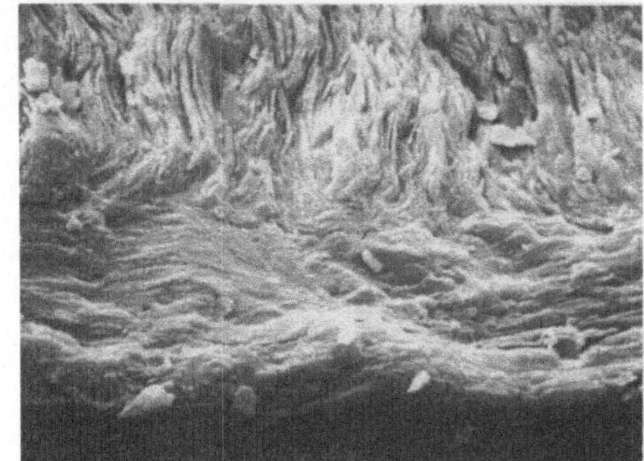

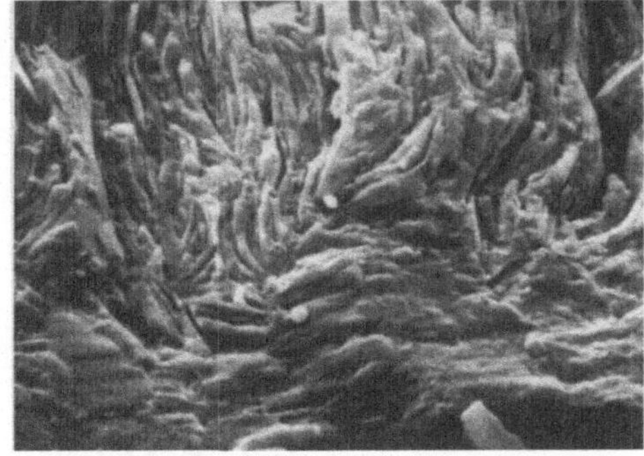

Abb. 3.18. Als Cholesterinsteinkonkrement fehlklassifizierter Kalkstein. Bei genauer Analyse des HF-Signals zeigt sich, daß die lange Nachläuferzeit durch Wiederholungsechos bedingt ist und keine echte Steintiefendurchdringung repräsentiert. Dies zeigt auch die elektronenmikroskopische Referenzuntersuchung deutlich

Abb. 3.19. Zirkulär angeordnete Cholesterinmonohydratkristalle in der äußeren Schale. Dieses Konkrement wurde wegen des negativen Ausschlags der ersten Halbwelle als Kalziumstein fehlklassifiziert

im Widerspruch zur zweidimensionalen Auftragungsweise steht. Diese Differenz erklärt sich aus der geringen Größe (6 mm) des Steins. Bilirubinpigmentsteine liegen mit ihren HF-Charakteristika zwischen Cholesterinsteinen und Kalksteinen.

Offenbar trennt die Amplitudenhöhe des Hauptechos und die Dauer der Tiefendurchdringung Pigmentvon Cholesterinkonkrementen.

HF-Signalanalyse an unterschiedlichen Konkrementgruppen. In der Gruppe der durch chemische Analyse definierten *Kalziumsteine* (n = 12) wurden durch vergleichende Betrachtung der

HF-Signale 67% der Steine richtig zugeordnet. Die Fehlzuordnungen waren durch REM-erkennbare dünne Cholesterinmäntel um die stark ausgeprägte Aragonitschale bedingt. Die Fehlinterpretation wurde durch eine positive erste Halbwelle bei ansonsten typischem „Kalzium-HF-Muster" verursacht. Ei-

Abb. 3.20. Tetrahydropyrrole in der äußeren Schale eines Cholesterinkonkrements. Sie bedingen die HF-Fehlklassifikation des in der chemischen Analyse über 90% Cholesterin enthaltenden Steins in die Gruppe der Pigmentsteine

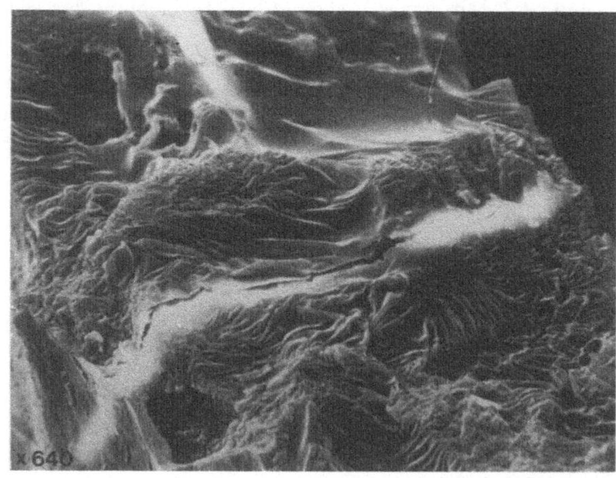

ne weitere Fehlzuordnung war durch Wiederholungsechos, die eine lange Steintiefendurchdringung vortäuschen, bedingt. Bei genauerer individueller Signalanalyse kann diese Fehlerquelle eliminiert werden (Abb. 3.18).

In der Gruppe der *Cholesterinsteine* (n = 30) konnte durch vergleichende Betrachtung der HF-Signalanteile 86% der Steine richtig klassifiziert werden (Referenz: chemische Analyse). Vier Steine zeigten im HF-Signal die Merkmale eines Kalziumsteins. Diese fehlklassifizierten Steine besaßen ausnahmslos eine Schale aus zirkulär angeordneten Cholesterinkristallen (Abb. 3.19), die zu einem negativen Ausschlag der ersten Halbwelle führten und dadurch die Fehlklassifikation bedingten. Da bei dieser Untergruppe die Amplitudenhöhe des Hauptechos und die Nachläuferechtzeitdauer ebenfalls dem typischen „Kalziummuster" entsprachen, ist die biologische Bedeutung des Phänomens des zirkulär angeordneten Cholesterins unklar. Ein Konkrement wurde durch die REM-Analyse als Tetrahydropyrrolstein identifiziert (Abb. 3.20).

Eine Zusammenfassung der Ergebnisse der Gruppeneinteilung und HF-Signalidentifikation zeigt Tabelle 3.2. Gruppe A (A 1 und A 2; n jeweils 6) sind als reine Kalksteine oder eine ausgeprägte Kalkschale besitzende Steine definiert. Gruppe B (B 1–4 und B 5) sind chemisch als Cholesterinsteine analysiert (n = 30). B 5 (n = 6) unterscheidet sich von B 1–4 durch die äußere zirkuläre Cholesterinanordnung und die häufig dadurch bedingte HF-Fehlinterpretation.

Statistische HF-Signalauswertung
Diskriminanzanalyse. Für diese Auswertung wurden die Signalanteile P_t, P_A, N_t und N_A ausgewählt. Die Testung erfolgte mittels schrittweiser linearer Diskriminanz (BMDP 7-M stepwise discriminant analysis; Department of Biomathematics, UCLA). Die Gallensteine wurden entsprechend den Ergebnissen der rasterelektronenmikroskopischen Untersuchung in die beiden Gruppen

– A Pigmentsteine
– B Cholesterinsteine

unterteilt.

Tabelle 3.2. Mittelwert und Standardabweichung der statistisch ausgewerteten Parameter P_t, N_t, P_A und N_A

Gruppen	P_t		N_t		P_A		N_A	
	Mittel-wert	Standard-abwei-chung	Mittel-wert	Standard-abwei-chung	Mittel-wert	Standard-abwei-chung	Mittel-wert	Standard-abwei-chung
Gesamtheit aller Steine	1,287	0,731	3,395	1,868	5,272	2,742	0,975	0,918
A 1 (Kalzium)	1,550	1,344	1,917	1,258	6,817	2,693	1,400	0,167
A 2 (Kalzium)	1,080	0,432	1,340	0,662	4,660	2,909	1,880	1,941
A 1 und A 2 zusammen	1,281	1,038	2,145	1,272	6,0181	2,759	1,645	1,503
Cholesterin (B 1–B 4)	1,178	0,642	4,187	1,747	4,978	2,753	1,004	0,662
Cholesterin zirk. (B 5)	1,617	0,293	3,550	1,449	5,367	2,765	0,683	0,531
richtig zuge-ordnet Kalz.	1,044	0,377	1,911	1,175	6,655	2,526	1,655	1,611
richtig zuge-ordnet Chol.	1,262	0,677	4,076	1,765	5,117	2,602	0,937	0,642

Aufgrund der eingegebenen Determination des HF-Signals wurde nun versucht, diejenigen Parameter zu ermitteln, die am besten zwischen beiden Gruppen trennten. Mit anderen Worten, die Analyse der zu ermittelnden Parameter sollte am zuverlässigsten die richtige Einordnung in eine der beiden Gruppen ermöglichen. Dazu wurde ein f-Wert statistisch ermittelt, der um so höher ist, je besser eine Determinante zwischen beiden Gruppen trennt. Alle Parameter mit f-Werten über 4000 wurden bei der Computerauswertung berücksichtigt.

Die Nachläuferzeit (N_r) erwies sich als beste Trennvariable zwischen Cholesterin- und Pigmentsteinen ($f = 19{,}371$). Sie ist bei Cholesterinsteinen lang, bei Pigmentsteinen kurz. Mit Hilfe dieses Merkmals wurden in einer retrospektiven Computeranalyse 81,8% der Kalziumsteine und 96,6% der Cholesterinsteine richtig zugeordnet. Lediglich ein Stein mit zirkulärer Cholesterinschale wurde fälschlicherweise der Kalziumgruppe zugeordnet.

Multivarianzanalyse. Als weiteres statistisches Verfahren wurde eine Multivarianzanalyse durchgeführt (BMDP 4V – general univariate and multivariate Anova, UCLA). Wiederum wurden P_t, P_A, N_t und N_A als HF-Determinanten verwendet. Nun wurde geprüft, ob mit Hilfe der Mittelwerte der verschiedenen Parameter einzelne Steinklassen voneinander getrennt werden können. Die Steine wurden in 4 verschiedene Gruppen eingeteilt:

A 1: Kalzium homogen verteilt

A 2: Kalzium in äußerer Schale angereichert

B 1–4: Cholesterinsteine mit radiärer Cholesterinanordnung

B 5: Cholesterinsteine mit zirkulärer Cholesterinschalenkonfiguration.

Im ersten Schritt der Multivarianzanalyse wurde getestet, ob Kalziumsteine (Pigmentsteine) von Cholesterinsteinen getrennt werden können. Hierzu wurden wieder die f-Werte herangezogen. Für das Merkmal Nachläuferzeit N_t beträgt der f-Wert 18,95 bei einer Irrtumswahrscheinlichkeit von 5%. Dies bedeutet, daß durch die Betrachtung der Mittelwerte des Parameters N_t Kalziumsteine von Cholesterinsteinen getrennt werden können.

Im nächsten Schritt wurde getestet, ob die beiden Untergruppen der Kalziumsteine (A 1: homogen kalzifiziert; A 2: äußere Kalziumschale) voneinander unterschieden werden können. Hierfür erwies sich das Merkmal Nachläuferamplitude N_A als geeignet. Es wurde ein f-Wert von 8,19 errechnet. In einem weiteren Schritt wurde versucht, die geeigneten Parameter zu finden, mit denen sich beide Gruppen der Cholesterinsteine unterscheiden lassen. Dies ließ sich mit keinem der 4 ausgewählten Parameter erreichen.

Gallensteinklassifikation mittels Parameterkombination. Tritt der Schallstrahl vom flüssigen Medium Wasser in den Gallenstein über, ändert sich der akustische Widerstand (Impedanz). Da Cholesterin- und Kalziumsteine aus unterschiedlichen Materialien aufgebaut sind, sollten sie durch unterschiedliche Impedanzwerte charakterisiert sein. Als Maß für die Impedanz (I) wurde das Produkt aus Amplitudenhöhe des Hauptechos P_A und einer Konstanten gewählt:

$$\text{Impedanz (I)} = \text{const} \times P_A$$

Die Tiefendurchdringung des Steins, die durch das Nachläuferecho ausgedrückt wird, geht in die Definition der Körnung ein, sie wird aus folgendem Quotienten berechnet:

$$\text{Körnung (K)} = P_A : (N_t \times N_A)$$

Bei einer guten Tiefendurchdringung nimmt der Nenner des Quotienten große Werte an, so daß der Wert für K insgesamt klein wird. Daher ist bei einer geringen Eindringtiefe, wie sie bei Kalziumsteinen vorliegt, ein hoher Wert für K zu erwarten.

Werden Körnung und Impedanz in einem Koordinatensystem gegeneinander aufgetragen, so sollten sich unterschiedlich aufgebaute Steine anhand dieser Kenngrößen voneinander unterscheiden.

In Abb. 3.21 finden sich Konkremente mit Kalziumschale im linken oberen Bildteil. Sie sind durch hohe Werte für Körnung und eher niedrige Werte für Impedanz charakterisiert.

Cholesterinsteine zeigen geringe Werte für Körnung und eher höhere Werte für Impedanz.

Die Trenngerade, die durch das Schaubild gelegt wurde, verdeutlicht die Aufteilung in 2 Gruppen.

In dieser Abbildung (3fach Messungen) traten 3 Fehlzuordnungen auf:

Stein Nr. 89 wurde den Kalziumsteinen zugeordnet. Elektronenmikroskopisch fand sich, wie schon erwähnt, Cholesterin mit einer amorphen Schale aus Tetrapyrrolen.

Nr. 71, der im Feld der Cholesterinsteine lag, hatte zwar eine Umhüllung aus Cholesterin, der überwiegende Teil der Schale bestand allerdings aus Kalziumsalzen.

Ebenfalls im Feld der Cholesterinsteine lag Stein Nr. 60 (groß). Für diese Fehlzuordnung fand sich keine Erklärung, zumal Stein Nr. 60 (klein), der denselben Aufbau besaß, richtig zu den Kalziumsteinen zugeordnet wurde.

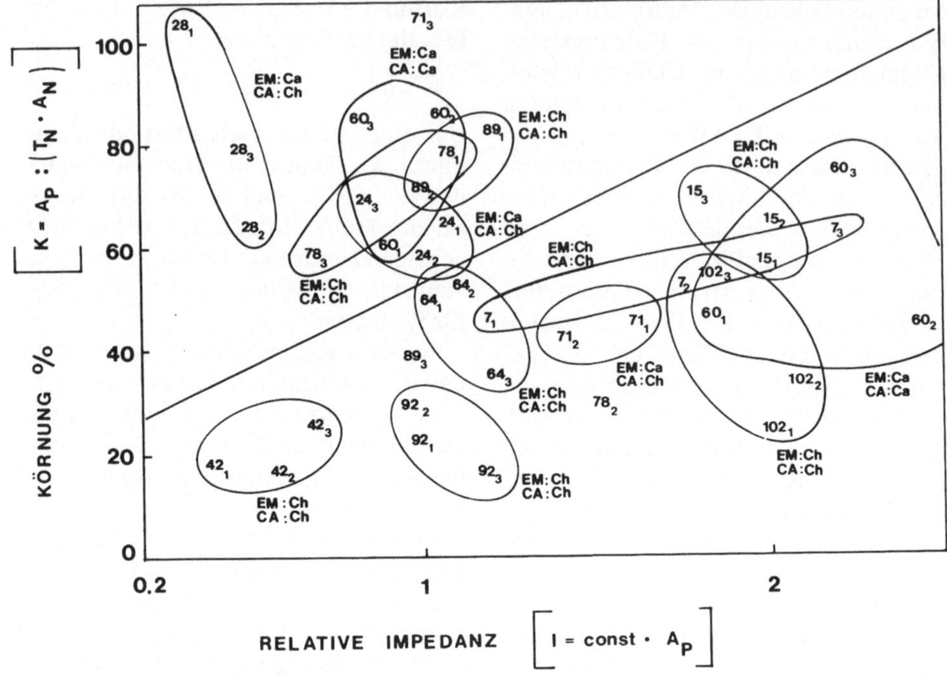

Abb. 3.21. Steinzuordnung mittels Computeranalyse (*EM*, Elektronenmikroskopische Klassifikation; *CA*, Chemische Analyse; *Ch* und *Ca*, vgl. Legende Tab. 3.1)

Stein Nr. 78 wurde bereits an anderer Stelle besprochen. Hier umgab eine dünne Aragonitschale den Cholesterinmantel. Die Einteilung zu einer der beiden Gruppen Cholesterinsteine bzw. Kalziumsteine war somit sehr schwierig. Daß sich dieser Stein im Feld der Kalziumsteine befand, wurde nicht als Fehlzuordnung gewertet.

Zusammenfassend waren die Ergebnisse der In-vitro-Steinanalyse mittels HF-Signaldeterminanten ermutigend. Immerhin konnten – die Auswahl geeigneter Parameter vorausgesetzt – über 80% der Pigmentsteine (81,8%) und über 95% der Cholesterinkonkremente (96,6%) richtig zugeordnet werden (Referenzmethode: Rasterelek-

tronenmikroskopie). Es wurde deshalb ein Modell gefertigt, das die klinische Anwendbarkeit der HF-Signalanalyse ermöglichte. In Zusammenarbeit mit der Firma Kranzbühler-ATL wurde ein Ultraschallgerät-Prototyp entwickelt, der die Analyse nichtmodifizierter HF-Signale unmittelbar am Geräteeingang vor jeglicher Signalmanipulation (raw data) erlaubte. Gegenüber dem hochfrequenten A-Bild-Signal besitzt die Raw-data-Technik den Vorteil, über das gesamte zweidimensionale B-Bild hinweg das HF-Signal in beliebiger Tiefe und Ausdehnung abgreifen zu können.

3.2.3 In-vivo-Untersuchungen

Patientenkollektiv und Methodik. Bisher wurden 104 Gallenblasensteinträger prätherapeutisch mit der Raw-data-HF-Signal(RD-HF)-Technologie

Abb. 3.22. Zweidimensionale Darstellung eines Gallensteins mit den eingegebenen Signalanalyselinien für die RD-HF-Signalauswertung. Die Zentrierung des Konkrements in die Auswertelinie ist von großer Bedeutung für die reproduzierbare Signaldarstellung

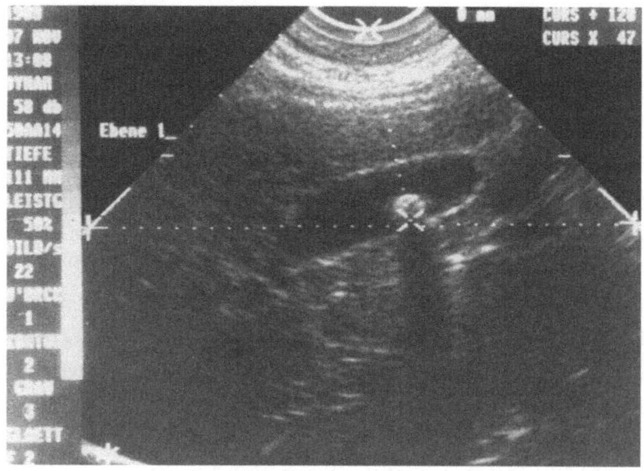

untersucht (51,8 Jahre; 21–79), darunter 74 Frauen (50,9 Jahre, 21–78) und 30 Männer (53,8 Jahre, 28–79). Ein RD-HF-Signal konnte in jedem Fall in vivo abgeleitet werden. 80 Patienten hatten Solitärsteine (58 Frauen, 22 Männer), 17 hatten 2 Steine (11 Frauen, 6 Männer) und 7 Patienten hatten mehrere Konkremente (5 Frauen, 2 Männer). In der letzten Gruppe war aber in jedem Fall ein repräsentatives RD-HF-Ultraschallsignal von einem sog. „Markerstein" ableitbar. Markersteine waren durch ihre Größe, Lage oder Form zuverlässig von den anderen Konkrementen des Patienten unterscheidbar und konnten sowohl im zweidimensionalen B-Bild als auch im Computertomogramm eindeutig für Vergleichszwecke identifiziert werden (Abb. 3.22).

Bei allen Patienten wurden RD-HF-Analyse und CT-Untersuchung mit nicht mehr als 2 Tagen zeitlichem Abstand voneinander durchgeführt. In der Gruppe der operierten Patienten (n = 30) wurde die Cholezystektomie innerhalb einer Woche nach Diagnostik vorgenommen, die extrakorporale Stoßwellenbehandlung (n = 50) bei den lithotripsierten Steinträgern inner-

halb von 14 Tagen. Bei 20 Patienten wurden die Steine über einen perkutan transhepatisch eingeführten Verweilkatheter lokal litholysiert. Vier Patienten entzogen sich der weiteren Beobachtung. Für die statistischen Auswertungen wurden sie nicht berücksichtigt.

Die computertomographischen Untersuchungen wurden mit einem Gerät der 3. Generation (CT Pace, General Electrics, Milwaukee, Wisconcin USA) in 5 mm Schichtabstand (Dünnschichttechnik) und einer Scanzeit von 3 s durchgeführt. Für die Dateninterpretation wurde die maximale Dichte in HU im dichtesten Steinareal (1 mm^2 ROI) gemessen. Partialvolumeneffekte konnten so, auch bei schalenförmiger Ausprägung der Verkalkung, weitestgehend vermieden werden. Als kalkhaltige Pigmentsteine wurden Konkremente mit einer maximalen Dichte über 100 HU definiert. Cholesterinsteine wurden angenommen, wenn Steinstrukturen in der Gallenflüssigkeit nicht abzugrenzen waren oder wenn die Steinareale eine Dichte von weniger als 50 HU aufwiesen. Als Mischsteine wurden solche mit Dichten zwischen 50 und 100 HU definiert.

Die sonographische Untersuchung wurde mit einem Ultramark 4-DBF-Gerät, ausgerüstet mit einem annular array mechanischen Sektorscanner der Nennfrequenz 5 MHz, durchgeführt (ATL, Solingen, FRG). Ein speziell entwickelter Rohdatenspeicher (raw data buffer) erlaubte das Abgreifen des unbearbeiteten, originären, reflektierten Ultraschallsignals direkt am Eingang in das Gerät. Die digitalisierten Raw-data(RD-HF)-Signale wurden vor Ort mit einem IBM-kompatiblen AT Rechner mit 386er Prozessor (Vectra, Hewlett Packard, Böblingen, FRG) und 20 MHz Taktfrequenz erfaßt und gespeichert. Diese Datenacquisition erfolgte mittels speziell entwickelter Software-Programme. Die Datentransformation und -analyse wurde an einer zentralen Auswerteeinheit (HP 9000-800, Hewlett Packard, Böblingen, FRG) unter Unix durchgeführt. Die Datentransformation erfolgte über die schnellere Hardley Transform (O'Neill 1988) anstelle der Fourier-Analyse. Auch die RD-HF-Auswerteprogramme wurden speziell entwickelt.

Die Analyse des RD-HF-Signals erfolgte in Analogie zu den bei den In-vitro-Versuchen erarbeiteten Signalkriterien. Die ersten 30 Patienten wurden operiert und die Steine chemisch und rasterelektronenmikroskopisch – wie unter 3.2.2 beschrieben – analysiert und klassifiziert. Weitere 50 Patienten wurden einer extrakorporalen Stoßwellenbehandlung (ESWL) zugeführt (MPL 9000, Dornier, München, FRG), und der Fragmentationserfolg wurde sonographisch beurteilt. Fragmentgröße nach ESWL und Steinfreiheit dienten als Erfolgsparameter.

Sowohl die chemisch/optische Steinanalyse als auch die Fragmentations-

effektivität wurden zu den RD-HF-Signalanalysen in Beziehung gesetzt.

Vergleich von In-vivo-RD-HF-Signal und In-vitro-HF-Signal. Die in vivo an den Gallenblasensteinen in situ erhobenen RD-HF-Signale unterschieden sich in ihren Determinanten nicht von den in vitro zu beobachtenden HF-Signalanteilen (vgl. Abb. 3.6). Die an den cholezystektomierten Steinen durchgeführten Wasserbaduntersuchungen mit dem Ultraschallgerät (UM4-DBF) zeigten identische RD-HF-Muster im Vergleich zu den präoperativen Untersuchungen derselben Steine.

Somit kann angenommen werden, daß das RD-HF-Signal nicht von Körpergeweben verfälscht wird. Es kann davon ausgegangen werden, daß die in vitro erhobenen Untersuchungsergebnisse auf die In-vivo-Bedingungen übertragbar sind und Cholesterinsteine von Pigmentkonkrementen durch ihre (in vitro erarbeiteten) charakteristischen Signalanteile unterschieden werden können.

Cholesterinkonkremente   (Abb. 3.23 und 3.24). Anhand der CT-Charakteristika (isodens oder < 50 HU) konnten bei 38 Patienten Cholesterinsteine gefunden werden. Charakteristische Cholesterin-RD-HF-Signalanteile fanden sich bei 26 Patienten (68%). 12 dieser Patienten wurden operiert. Die chemische und elektronenmikroskopische Analyse zeigte, daß es sich bei allen Steinen um Cholesterinsteine mit > 90 Gew.-% Cholesterin handelte. Die Steine der anderen 14 Patienten wurden lithotripsiert. Bei 7 Patienten war die Fragmentation als sehr gut beurteilt worden, d.h. die Größe der Restfragmente am Tag 1 nach ESWL lag unter 5 mm. Die anderen 7 Patienten wiesen Fragmente zwischen 5 und

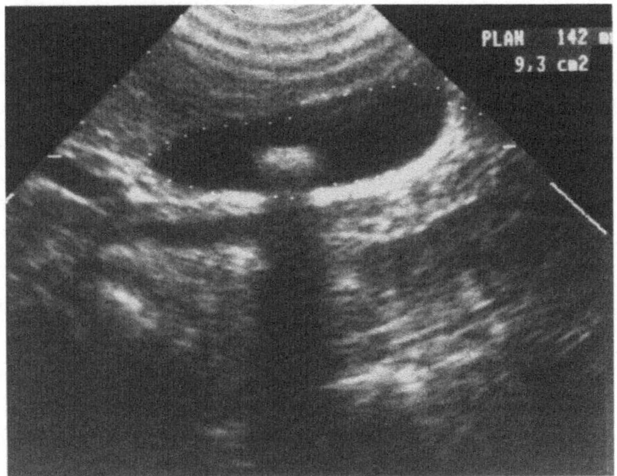

Abb. 3.23. Konventionelle zwei-dimensionale B-Bild-Darstellung eines weichen Cholesterinkonkrements. Die Gallenblase ist durch *weiße Punkte* markiert

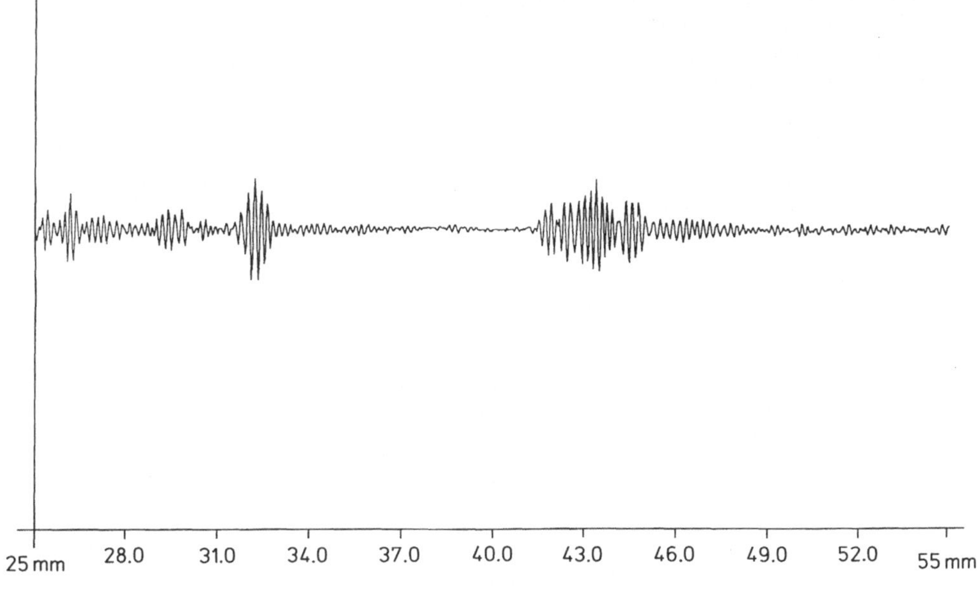

Abb. 3.24. Zugehöriges RD-HF-Signal zum Stein der Abb. 3.23. 4,2 cm unter Hautniveau beginnt das charakteristische Signal eines Cholesterinsteins (vgl. auch Abb. 3.14). Die glatten Abschnitte des Signalstrahls vor dem Steinsignal sind durch fehlende akustische Grenzflächen in der Gallenflüssigkeit bedingt. Das Steinsignal reicht von 40 bis in 52 mm Tiefe (Steindurchmesser sonographisch 1 cm)

10 mm Größe auf (guter Fragmentationseffekt). 2 der 14 lithotripsierten Patienten waren 1 Monat nach mechanischer Fragmentation steinfrei (unter üblicher begleitender Litholyse mit Gallensäuren), weitere 3 nach 3 Monaten (insgesamt 5 von 14 [36%] innerhalb von 3 Monaten).

Bei 12 Patienten stimmten CT- und RD-HF-Klassifikation nicht überein: die computertomographisch als Cholesterinsteine eingeordneten Konkremente wurden in der RD-HF-Analyse der Pigmentsteingruppe zugeordnet. 3 dieser 12 Patienten wurden operiert. Alle Steine bestanden zu weniger als 50% aus Cholesterin, der Bilirubingehalt betrug 27–83 (34%) Gew.-%. Die chemische Analyse bewies das Vorliegen von Pigmentsteinen und stützte so die diskrepante RD-HF-Interpretation. Im CT waren diese Konkremente offenbar fehlklassifiziert worden. Die REM bestätigte die chemische Analyse. Bei 9 Patienten wurde eine ESWL durchgeführt. Nur 2 der 9 Patienten waren nach 6 Monaten steinfrei, 8 Patienten wiesen 12 Monate nach Lithotripsie – trotz ausreichender Gallensäurebehandlung – noch mittlere Fragmentdurchmesser von 8 mm, ohne Verkleinerungstendenz, auf.

Die Daten dieser Gruppe sind nochmals in Tabelle 3.3 zusammengefaßt.

Aufgrund der vorliegenden Untersuchungen muß angenommen werden, daß die RD-HF-Signalanalyse sensitiver als die Computertomographie Pigment- von Cholesterinsteinen trennt. Dies bestätigt sich auch, wenn die RD-HF-Analysenergebnisse mit dem lithogenen Index und der Nukleationszeit der Galle dieser Steinträger verglichen wird. Dazu wurde prätherapeutisch die Gallenblase mit einer Feinnadel (23 g, 9 cm) unter kontinuierlicher Ultraschallführung punktiert und die Gallenflüssigkeit vollständig aspiriert (Swobodnik et al. 1990). Der lithogene Index (LI) wurde nach Carey (1978), die Nukleationszeit (NZ) nach Holan (Holan et al. 1979) bestimmt. Cholesterinsteinträger sind durch einen $LI > 1$ und eine $NZ < 3$ Tage gekennzeichnet. Die Gallenflüssigkeit der 26 durch RD-HF-Analyse als Cholesterinkonkrementträger klassifizierten Patienten zeigte diese charakteristischen Veränderungen auf, wohingegen nur 7 der 12 RD-HF-Pigmentsteinträger ebenfalls durch einen hohen LI und eine kurze NZ gekennzeichnet waren (s. auch Tabelle 3.3).

Tabelle 3.3. RD-FH-Signaluntersuchungen an Cholesterinsteinträgern. Cholesterinsteine wurden durch die computertomographische Untersuchung definiert: isodens zur Gallenflüssigkeit oder Steinareale mit Dichtewerten von weniger als 50 HU (Maximalwert)

n = 38	RD-HF-Cholesterin (n = 26)	RD-HF-Pigment (n = 12)
Geschlecht/Alter	17 w (50,9; 21–73) 9 m (51,3; 38–66)	10 w (47,2; 34–61) 2 m (47,6; 34–60)
Chemische Analyse (in Gewichts%)	(n = 12) Chol: 93,8 ± 4,7 Ca: 0,3 ± 0,1 Bili: 0,6 ± 0,1	(n = 3) Chol: 41,7 ± 7,9 Ca: 3,1 ± 1,9 Bili: 34,2 ± 7,8
LI	1,26 ± 0,12	1,09 ± 0,41
NZ (Tage)	2,1 ± 1,1	7,4 ± 3,0
Fragmentationseffekt	(n = 14) Sehr gut: 7 Gut: 7 Schlecht: 0	(n = 9) Sehr gut: 2 Gut: 3 Schlecht: 4
Steinfrei (nach 3/6 Monaten)	5 (3 Monate)	2 (6 Monate)

RD-HF = Raw-data-Hochfrequenzsignal; *m* = männlich; *w* = weiblich; *Chol* = Cholesterin; *Ca* = Kalzium; *Bili* = Bilirubin; *LI* = lithogener Index (bestimmt nach Carey 1978); *NZ* = Nukleationszeit (bestimmt nach Holan et al. 1979)

Pigmentsteine (Abb. 3.25 und 3.26). Patienten, deren Steine im Computertomogramm gut abgrenzbar waren (n = 62), d. h. die durch eine Dichte über 50 HU gekennzeichnet waren, wurden in 2 Untergruppen aufgeteilt: kalkreiche Pigmentsteine waren durch HU > 100 definiert (n = 40); Konkremente mittlerer Dichte zwischen 50 und 100 HU wurden Mischsteine genannt. Die statistisch relevanten Daten sind in Tabelle 3.4 zusammengefaßt.

Alle 40 Steine der kalkreichen Pigmentsteingruppe wurden auch in der RD-HF-Analyse als solche erkannt. 11 Patienten wurden operiert, und sowohl die chemische Analyse als auch die Rasterelektronenmikroskopie be-

stätigten das Vorliegen von Kalksteinen. Bei 13 Patienten wurde eine Lithotripsie versucht. Sechmal konnte nur eine schlechte Fragmentation erreicht werden, d. h. die Fragmentgröße am Tag 1 nach ESWL lag über 1 cm. Siebenmal war die Fragmentationseffektivität als gut beurteilt worden (Fragmentgröße 0,5–1,0 cm), aber es lagen multiple größere Fragmente vor. Trotz ausreichender Gallensäuretherapie war keiner der Patienten nach 12 Monaten steinfrei.

Die 22 Steine der als Mischkonkremente definierten Untergruppe wurden auch in der RD-HF-Analyse als Pigmentsteine klassifiziert. 4 Patienten wurden operiert. 2 der Steine wiesen in

Tabelle 3.4. In-vivo-RD-HF-Signaluntersuchungen von Pigmentsteinen. Die Konkremente wurden anhand ihrer CT-Charakteristika primär eingeteilt: kalkreiche Pigmentsteine (HU > 100) und Mischsteine (50 < HU < 100)

	CT-Kalksteine (n = 40) [HU > 100]	CT-Mischsteine (n = 22) [50 < HU < 100]
RD-HF-Zuordnung (%)	40 (100%)	22 (100%)
Geschlecht/Alter	25 w 54,9 (28–78) 15 m 53,8 (31–73)	18 w 49,6 (25–79) 4 m 57,4 (42–79)
Chemische Analyse	Chol: 41,8 ± 7,1 (n = 11) Ca: 21,3 ± 8,9 Bili: 5,4 ± 3,1	Chol: 74,1 (n = 4) Ca: 15,3 Bili: 24,1
REM	Calcit/Aragonit	2 Konkremente mit zirkulärer äußerer Cholesterinschicht!
Biliäre Analytik LI NZ	0,73 ± 0,21 18,7 ± 5,9	0,87 ± 0,19 12,4 ± 6,7
Fragmentationseffekt	Sehr gut: 0 (n = 13) Gut: 7 Schlecht: 6	Sehr gut: 2 (n = 13) Gut: 7 Schlecht: 4
Steinfreiheit (12 Monate)	0	2

RD-HF = Raw-data-Hochfrequenzsignalanalyse; *CT* = Computertomographie; *REM* = Rasterelektronenmikroskopie; *Chol* = Cholesterin; *Ca* = Kalzium; *Bili* = Bilirubin; *ESWL* = Extrakorporale Stoßwellenlithotripsie; *LI* = lithogener Index; *NZ* = Nukleationszeit
Sehr guter Fragmentationseffekt: Framentgröße am Tag 1 nach ESWL < 5 mm
Guter Fragmentationseffekt: Fragmentgröße am Tag 1 nach ESWL 5–10 mm
Schlechter Fragmentationseffekt: keine Desintegration oder Fragmente > 10 mm

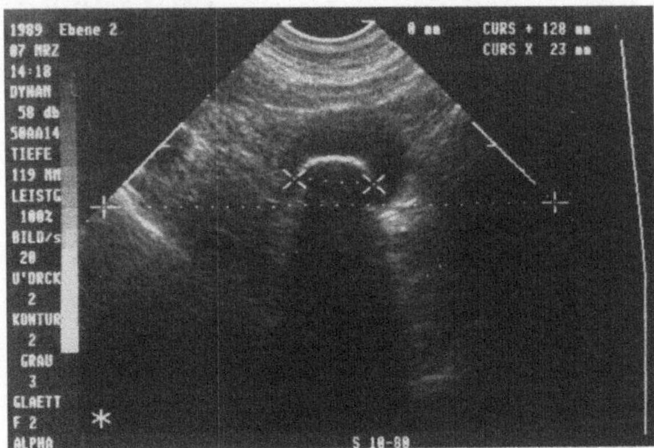

Abb. 3.25. Abbildung eines Kalksteins im konventionellen B-Bild. Das 2,3 cm große Konkrement ist durch eine harte Schale gekennzeichnet

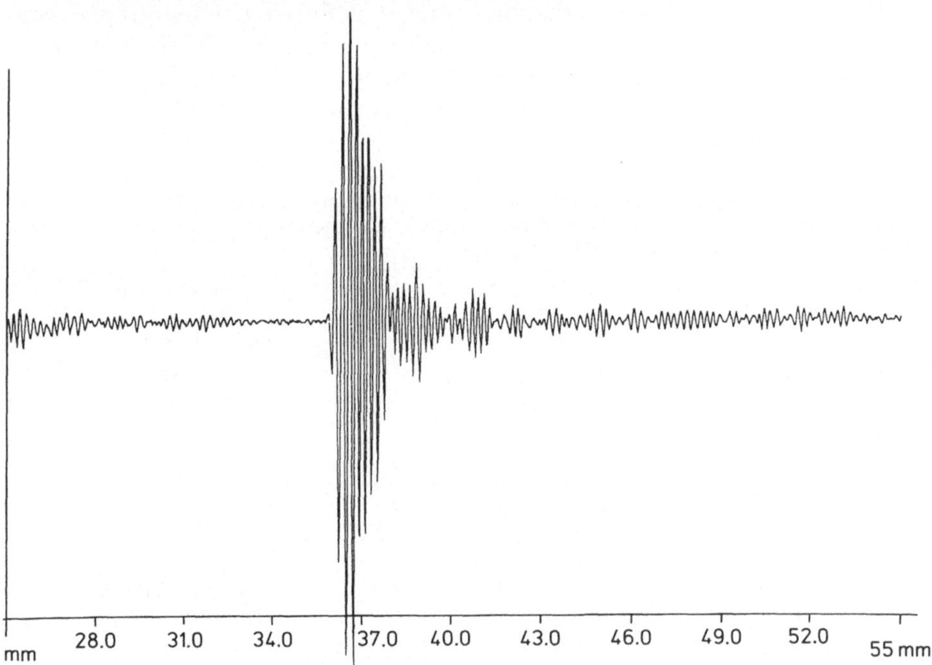

Abb. 3.26. RD-HF-Muster zu Abb. 3.25. Es ist durch einen negativen Ausschlag der ersten Halbwelle, hohe Amplituden des Hauptechokomplexes *(P)* und eine geringe Penetranz des Signals in das Steininnere (von 35–40 mm) gekennzeichnet (vgl. Abb. 3.16)

der chemischen Analyse einen Cholesteringehalt von 41,4% auf, der Bilirubinanteil lag bei 38 bzw. 27 Gew.-%. 2 der Steine waren überraschenderweise zu mehr als 75% aus Cholesterin aufgebaut. Rasterelektronenmikroskopisch konnte nachgewiesen werden, daß Cholesterinmonohydratkristalle in der äußeren Schale zirkulär angeordnet waren (vgl. Abb. 3.22).

Tabelle 3.5. Zusammenfassung von RD-HF- und CT-Konkrementklassifikation von 100 mit RD-HF-Signalanalyse untersuchten Gallenblasensteinen bei Steinträgern vor Lithotripsie

CT-Klassifikation	Cholesterin (n = 38)	Pigment (n = 62)
RD-HF-Klassifikation	a) Cholesterin: 26 b) Pigment: 12	Kalk-Pigment: 40 Bilirubin-Pigment: 22
operativ gesichert (Ergebnis Steinanalyse)	a) 12 (Chol) b) 3 (Pigment)	11 (kalkreicher Pigmentstein) 4 (2 Cholesterin zirkulär, 2 Bilirubinpigment)
ESWL-Framentations-effekt (sehr gut)	a) (n = 14) 50% b) (n = 10) 20%	(n = 13) 0% (n = 13) 30%
Steinfreiheit (Monate nach ESWL)	a) 5 (3 Monate) b) 2 (6 Monate)	0 (12 Monate) 2 (12 Monate)

Pigmentsteine können demnach mittels RD-HF-Signalanalyse genauso zuverlässig wie mit der Computertomographie erkannt werden. Eine mögliche Fehlerquelle in der RD-HF-Zuordnung stellt zirkulär angeordnetes Cholesterin in der äußeren Schicht dar, dessen biologisch-therapeutisches Verhalten aber noch unklar ist.

Tabelle 3.5 gibt die Gesamtergebnisse von HF- und CT-Klassifikation und die Fragmentationseffekte wieder.

Die in der RD-HF-Signalanalyse charakteristischerweise als Cholesterinsteine dargestellten Konkremente (niedrige P_A und lange N_t) sind sowohl in der chemisch analytischen als auch rasterelektronenmikroskopischen Referenz immer als solche zu identifizieren. Diese Untergruppe zeichnet sich durch die höchste Steinfreiheitsrate nach ESWL im Nachbeobachtungszeitraum aus.

Die RD-HF-Pigmentsteine, die computertomographisch nicht unterschieden werden können (Fehlklassifikation: Cholesterinstein im CT) sind anhand ihrer RD-HF-Signalanteile gut zu identifizieren, wie die Untergruppe der operierten Patienten beweist. Trotzdem ist die ESWL mit Chemo-litholyse bei einigen dieser Patienten erfolgreich.

Die übrigen Pigmentsteine, die auch computertomographisch durch HU-Dichtemessungen erkannt werden können, sind auch in der RD-HF-Signalanalyse gut zu identifizieren. Interessanterweise ist durch Lithotripsie auch ein Teil dieser Steine erfolgreich zu behandeln, obwohl Gallensäuren Bilirubin-Gallenpigmente theoretisch nicht aufzulösen vermögen.

Das biologische Verhalten von Cholesterinsteinen, deren äußere Cholesterinkristalle zirkulär anstatt radiär angeordnet sind, bleibt unklar.

Insgesamt ergab sich eine gute Korrelation von RD-HF-Signalanalyse und biliärer Analytik sowie Fragmentierbarkeit in vivo und chemischer Analyse der operierten Steine.

Durch die Einführung der Fast Hartley Transform in die Signalaufbereitung und durch die Erstellung maßgeschneiderter Software-Programme ist es jetzt auch erstmals möglich, eine farbliche Darstellung der Konkremente aus den in vivo gewonnenen RD-HF-Signalanteilen vorzunehmen. Abb. 3.27 und 3.28 zeigen farbbildliche Rekonstruktionen je eines Choleste-

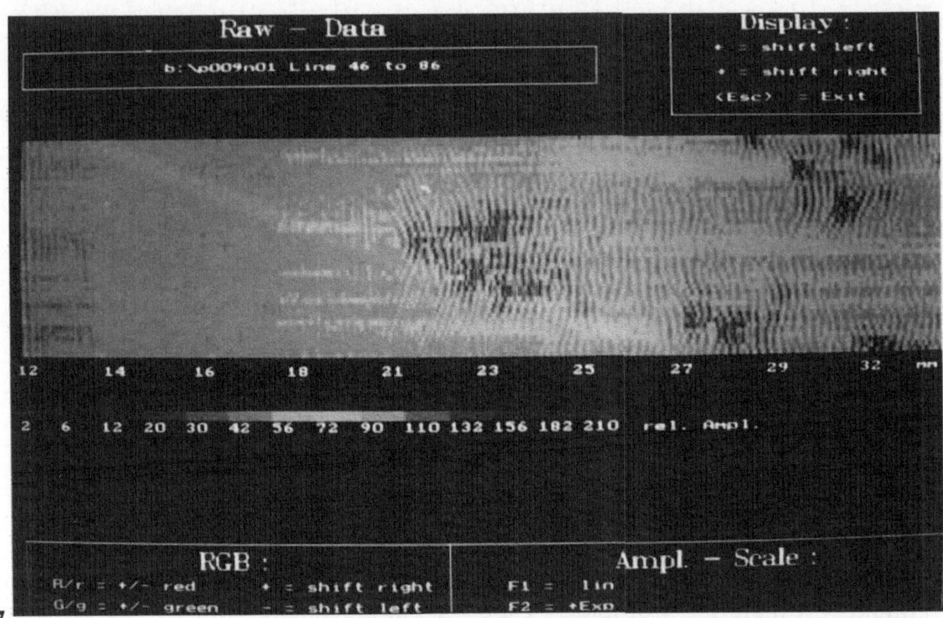

3.27

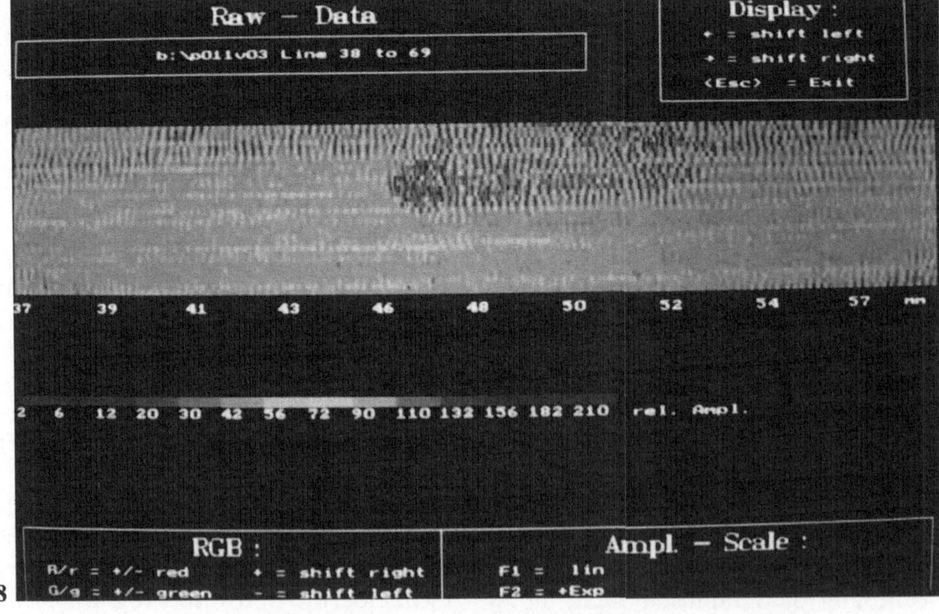

3.28

Abb. 3.27. Farbliche Rekonstruktion eines Pigmentsteins. Er liegt in der Mitte des Bildes von 21–25 mm. Nur geringe Signalanteile sind aus dem Steininneren zu erhalten. Der Schallschatten ist ausgeprägt

Abb. 3.28. Farbliche Rekonstruktion der RD-HF-Signalanteile eines Cholesterinsteins. Auch aus dem Steininneren sind rückkehrende Echos in der Farbdarstellung zu erkennen. Der Schallschatten ist nur mäßig ausgeprägt

rin- und eines Pigmentsteins. Da die Zuordnung der Farbschattierungen zu den transformierten Signalwerten willkürlich ist, kann durch geeignete Farbgebung der Unterschied in der Steinzusammensetzung farboptisch verdeutlicht werden. In den Abbildungen sind die verschiedenen Steintypen noch durch unterschiedliche Konturierung des Steinquerschnitts voneinander zu unterscheiden. Dreidimensionale farbliche Steinrekonstruktionen sind in nächster Zukunft möglich. Bereits jetzt gelang die Einführung von künstlichen Intelligenzmethoden in die Steinanalyse durch den Einsatz neuronaler Netzwerke, die eine kontinuierliche Verbesserung der Auswerteprogramme durch die laufende Berücksichtigung neu eingegebener RD-HF-Signalwerte und permanente system upgrades ermöglichen, ins klinische Interesse.

3.2.4 Zusammenfassung

Die Einführung einer neuartigen Ultraschallsignalverarbeitungstechnologie, die rechnergestützte Gewebedifferenzierungselemente enthält und die als Hochfrequenzsignalanalyse bezeichnet wurde, erlaubt – die Selektion geeigneter Signalanteile vorausgesetzt – sowohl in vitro als auch in vivo die Differenzierung von Cholesterin- und Pigmentsteinen. Dadurch wird es möglich, prätherapeutisch konservativ behandelbare Cholesterinkonkremente von nur chirurgisch entfernbaren Pigmentsteinen schnell, einfach und ohne größere Patientenbelastung zu trennen. Offenbar ist die HF-Signalanalyse sensitiver als die Computertomographie in der Erkennung von Pigmentsteinen. Durch unsere Untersuchungen wurden erstmals auch Phänomene

der räumlichen Cholesterinkristallanordnung bei menschlichen Gallensteinen beschrieben, die im bildgebenden Verfahren ein Korrelat finden. Es besteht ein Zusammenhang zwischen der Vorhersagbarkeit des Therapieerfolgs, z.B. bei der Stoßwellenlithotripsie, und bestimmten RD-HF-Signalmustern. Neuartige Verfahren der Signalaufbereitungstechnologie erlauben zur Zeit eine farbbildliche Rekonstruktion der Konkremente und in naher Zukunft auch eine dreidimensionale Farbbilddarstellung.

Literatur

Allen MJ, Borody TJ, Bugliosi TF, May GR, LaRusso NF, Thistle JL (1985) Cholelitholysis using methyl tertiary butyl ether. Gastroenterology 88: 122–125

Baron RL, Rohrmann CA, Lee SP, Shuman WP, Teefey SA (1988) CT evaluation of gallstones in vitro: correlation with chemical analysis. AMJ 151: 1123–1128

Bell GD, Dowling RH, Whitney D, Sutor DJ (1975) The value of radiology in predicting gallstone type when selecting patients for medical treatment. Gut 16: 359–364

Brett H, Barker DJP (1976) The world distribution of gallstones. Int J Epidemiol 5: 335–341

Bronstein JN, Semendjajew KA (1985) Taschenbuch der Mathematik. Gröner, Leipzig, S 616–618

Carey MC (1978) Critical tables for calculating the cholesterol saturation of native bile. J Lipid Res 19: 945–955

Caroll BA (1978) Gallstones: in vitro comparison of physical, radiographic and ultrasonic characteristics. AMJ 131: 223–226

Cesnik H, Mitsche R, Strunz K (1977) Untersuchungen an Oberflächen und Bruchflächen von Gallensteinen mit dem Licht- und Rasterelektronenmikroskop. Langenbecks Arch Chir 343: 153–160

Cromme R, Szekessy T, Felix R (1982) Zur Differenzierung von kalziumreichen von cholesterinhaltigen Steinen der Gallenblase im Sonogramm. In: Kratochwil R (Hrsg) Ultraschalldiagnostik 81. Thieme, Stuttgart, S 159–166

Danzinger RG, Hoffmann AF, Schoenfield LJ, Thistle JL (1972) Dissolution of cholesterol gallstones by chenodeoxycholic acid. N Engl J Med 286: 1–8

Endo S (1962) A minerological investigation of gallstone. Tohoku J Exp Med 76: 326–349

Filly RA, Moss A, Way L (1979) In vitro investigations of gallstone shadowing with ultrasound tomography. J Clin Ultrasound 7: 255–261

Fork FT, Myman U, Sigurjonsson S (1983) Recognition of gas in gallstone in routine computed tomograms of the abdomen. J Comput Assist Tomogr 7: 805–809

Frentzel-Beyme B, Fähndrich R, Arnan-Thiele B (1983) Kann die Sonographie Hinweise auf die chemische Zusammensetzung von Gallensteinen geben? ROFO 138: 458–463

Good LI, Edel SL, Soloway RD, Trotmann BW, Mulhern C, Arger PA (1979) Ultrasonic properties of gallstones: Effect of stone size and composition. Gastroenterology 73: 258–263

Hickmann MS, Sweisinger WH, Bova JD, Kurtin WE (1986) Computertomographic analysis of gallstones. Arch Surg 121: 289–291

Hisatsuga T, Ayama T (1979) A scanning electron microscopy study on the fractured surfaces of cholesterol pigment calcium stones in Japan. J Clin Electron Micros 12: 29–36

Holan KA, Holzbach RT, Herrmann RE, Cooperman AM, Claffey WJ (1979) Nucleation time: a key factor in the pathogenesis of cholesterol gallstone disease. Gastroenterology 77: 611–617

Janowitz P, Zöller A, Swobodnik W, Wechsler JG, Schumacher KA, Ditschuneit H (1990) Computed tomography evaluation of radiolucent gallstones in vivo. Gastrointest Radiol 15: 58–60

Kienzle HF, Radtke J (1981) Microradiographie von Gallensteinen. Z Gastroenterol 19: 667–672

Kurtz W (1990) Systemic litholysis with bile acids: ursodeoxycholic acid. In: Swobodnik W, Ditschuneit H, Soloway RD (eds) Gallstone disease. Springer, Berlin Heidelberg New York Tokyo, pp 121–125

Langenbuch C (1882) Ein Fall von Exstirpation der Gallenblase wegen chronischer Cholelithiasis. Berl Klin Wochenschr 19: 725–727

Leitgeb N, Schy S (1981) Physikalisch technische Aspekte der Ultraschalldiagnostik. Ultraschall 2: 185–188

Linzer M, Norton S (1982) Ultrasonic tissue characterization. Ann Rev Biophys Bioeng 11: 303–329

Lizzi F, Katz L, Louis L, Coleman D (1976) Applications of spectral analysis in medical ultrasonography. Ultrasonics 14: 77–80

Mailloux G, Bertrand M, Stampler R, Etlier S (1986) Computer analysis of echographic texture in Hashimoto disease of the thyroid. J Clin Ultrasound 14: 521–527

Masserat S, Klingemann HG, Kappert J, Jaspersen D, Schmitz-Moormann P (1982) Die Häufigkeit der Cholelithiasis im autoptischen Material und ambulanten Krankengut aus Deutschland. Z Gastroenterol 20: 341–345

Mosebach R (1968) Die Zusammensetzung der Gallenkonkremente des Menschen. Bericht der Oberhessischen Gesellschaft für Natur- und Heilkunde zu Gießen. Neue Folge, Naturwissenschaftliche Abt 36: 5–29

Mountford R, Wells PNT (1972) Ultrasonic liver scanning: the A-scan in the normal and cirrhosis. Phys Med Biol 17: 14–25

Nakagawa S, Makino J, Ishizaki T, Dohi L (1977) Dissolution of cholesterol gallstones by ursodeoxycholic acid. Lancet II: 367–369

Nakayama F (1968) Quantitative microanalysis of gallstones. J Lab Clin Med 72: 602–611

Nakayama F (1969) Composition of gallstones and bile: species difference. J Lab Clin Med 73: 623–630

Nauth P, Loch EG, Pfannenstiel P, Schmidt H, Seelen W (1986) Der Stellenwert physikalischer Parameter und digitaler Signalverarbeitung in der Gewebedifferenzierung. Ultraschall 7: 304–307

O'Neill MA (1988) Faster than fast Fourier. Byte 11: 293–300

Peibin F, Shengdao Z, Kuiyuan Z, Chenlic Z (1983) Structure morphologique de la surface d'hemisection et composition chimique des calcules biliaires. Bull Acad Natl Med 167: 605–612

Podda M, Zuin M, Battezatti M, Ghezzi C, de Fuzio D, Dioguardi ML (1989) Efficacy and safety of a combination of chenodeoxycholic acid and ursodeoxycholic acid for gallstone dissolution: a comparison with ursodeoxycholic acid alone. Gastroenterology 96: 222–229

Purdom R, Stephen RT, Kerelakes JG, Spitz HB, Goldenberg NJ, Krugh KB (1980) Ultrasonic properties of biliary calculi. Radiology 136: 729–732

Rambow A, Staritz M, Wosiewitz U, Mildenberger P, Meyer zum Büschenfelde KH (1988) Computertomographische Analyse von Gallensteinen: Ein unverzichtbarer Selektionsparameter vor oraler Litholyse. Klin Wochenschr 34: 66

Russel J, Wheeler MB, Freake R (1968) The composition of human gallstones. Br J Surg 55: 161–168

Sackmann M, Delius M, Sauerbruch T et al. (1988) Shock wave lithotripsy of gallbladder stones. N Engl J Med 318: 393–397

Sarva RP, Farivar S, Fromm H, Poller H (1981) Study of the sensitivity and specifity of computerized tomography in detection of calcified gallstones which appear radiolucent by conventional roentgenography. Gastrointest Radiol 6: 165–167

Sauerbruch T, Delius M, Paumgartner G et al. (1986) Fragmentation of gallstones by extracorporeal shock waves. N Engl J Med 314: 818–822

Soloway RD, Trotmann B, Ostrow J (1977) Pigment gallstones. Gastroenterology 72: 167–182

Sutor D, Wolley S (1973) The nature and incidence of gallstones containing calcium. Gut 14: 215–220

Swobodnik W (1990) Local litholysis of calcified pigment stones. In: Swobodnik W, Ditschuneit H, Soloway RD (eds) Gallstone disease. Springer, Berlin Heidelberg New York Tokyo, pp 211–216

Swobodnik W, Ortmann H, Wechsler JG, Teckentrupp K, Klüppelberg U, Wenzel H, Ditschuneit H (1986) Sonographie von Gallenblasensteinen: Möglichkeiten und Grenzen der Auswahl konservativ lysierbarer Steinträger. Ultraschall 7: 117–122

Swobodnik W, Hagert N, Janowitz P, Wenk H (1990) Diagnostic fine-needle puncture of the gallbladder with US guidance. Radiology 178: 755–758

Teranishi S, Ishida Y, Sakayuchi M, Matsumoto K, Matsuo N, Ohajama K (1980) Simultaneous determination of gallstone structure and composition by using an electrone probe x-ray microanalyzer. Bull Osaka Med S 26: 15–25

Thistle JL, May GR, Bender CE et al. (1989) Dissolution of cholesterol gallbladder stones by methyl tert butyl ether administered by percutaneous transhepatic catheters. N Engl J Med 320: 633–639

Trier HG, Reuter R, Decker D, Epple E (1975) Neue Ansätze zur Informationserfassung aus Echogrammen in der Ophthalmologie. Ber Dtsch Ophthalmol Ges 73: 460–464

Trotmann B, Petrella E, Soloway RD, Sanchez HM, Morris TA, Miller WT (1975) Evaluation of radiographic lucency or opaqueness of gallstones as a means of identifying cholesterol or pigment stones. Gastroenterology 68: 1563–1566

Tsuchiya Y, Ohto M, Yazawa T (1986) Ultrasonic properties of gallstones – differentiation between cholesterol stones and pigment stones. Biliary Tract Pancreas 7: 1483–1491

Whiting M, Jarvinen V, Watts J (1980) Chemical composition of gallstones resistant to dissolution therapy with chenodeoxycholic acid. Gut 21: 1077–1081

Wolpers C (1975) Rasterelektronenmikroskopie der Gallensteine. Klinikarzt 4: 343–360

Wolpers C (1982) Die Bedeutung der Cholegraphie für die Indikation zur Litholyse. ROFO 137: 444–450

Wolpers C (1987) Gallenblasensteine – ihre Morphogenese und Auswahl zur Litholyse. Karger, Basel

Wosiewitz U (1975) Nachweis und Lokalisation kalziumhaltiger Strukturen in Gallensteinen mit REM/RMA. Betr Elektronenmikros Direktable Oberf 8: 177–187

Wosiewitz U (1980) Lime bile and radiopaque calcified gallstones: a combined analytical, radiographique and micromorphologic investigation. Pathol Res Pract 167: 273–286

Wosiewitz U (1983) Scanning electron microscopy in gallstone research. Scan Electron Microsc 15: 419–430

Wosiewitz U, Schröbler S (1978) On the chemistry of black pigment stones from the gallbladder. Clin Chim Acta 889: 1–12

Wosiewitz U, Wolpers C (1975) Kalzium in Kalkgallen und Gallensteinen. Leber Magen Darm 5: 3–12

Wosiewitz U, Wolpers C, Quint P (1978) Röntgennegative Pigmentgallensteine. Leber Magen Darm 8: 353–360

Yazawa T, Tsuchiya Y, Ohto M (1988) Qualitative analysis of gallstones based on their ultrasonic properties. Jpn J Gastroenterol 85: 708–714

4 Die dreidimensionale Ultraschalldarstellung

CH. SOHN[1]

Die dreidimensionale Darstellung von Organen, Tumoren und ganzen Körperteilen war bisher der Kernspintomographie (MRT) und der Computertomographie (CT) vorbehalten. Aus den Schnittbildern, die mit Hilfe dieser beiden Verfahren von einem Körper gewonnen werden, wird eine dreidimensionale Darstellung errechnet. Die dabei erzeugten äquidistanten Schnittbilder liegen immer parallel zueinander. Durch die parallele Folge der zweidimensionalen Schnitte wird das untersuchte Gewebe räumlich abgescannt. Mit Hilfe der digitalen Bildverarbeitung kann die gewonnene Information räumlich rekonstruiert und dargestellt werden (Artzy et al. 1981; Rhodes 1978; Shani 1980; Sinak et al. 1984).

Mittels entsprechender Computerprogramme ist es möglich, ein Bild des rekonstruierten Körpers mit geschlossener Oberfläche zu errechnen (Bajcosy u. Tsikos 1980; Boyd et al. 1979; Fuchs et al. 1977; Herman u. Lin 1979; Herman u. Udupa 1981; Herman u. Webster 1980; Robb et al. 1979; Tamura u. Tanaka 1982; Tiede et al. 1987). Der Nachteil der genannten Verfahren ist allerdings, daß zum einen bei der Kernspintomographie sehr lange Untersuchungszeiten erforderlich sind und zum anderen bei der Computerto-

mographie eine wenn auch vergleichsweise geringe radiologische Strahlung notwendig ist. Beide Verfahren sind relativ aufwendig, kostenintensiv und nicht beliebig verfügbar. Deshalb ist es wünschenswert, die dreidimensionale Diagnostik mit Hilfe eines Verfahrens durchzuführen, das diese Nachteile nicht aufweist. Hier bietet sich die Sonographie mit ihren bekannten Vorzügen an; insbesondere die schnelle Handhabung, Risikofreiheit und Nichtinvasivität sind hervorzuheben. Nachteilig ist die schlechtere Auflösung der Ultraschallbildgebung verglichen mit MR- und Computertomographie (Sohn et al. 1988a, b; Sohn u. Grotepaß 1989; Sohn u. Rudofsky 1989). Durch Weiterentwicklungen in der modernen Ultraschalltechnologie sind jedoch auch hier in den letzten Jahren große Fortschritte erzielt worden.

In der bisherigen Ultraschalldiagnostik war es nicht möglich, eine koordinierte Schnittbildfolge zu erreichen, bei der die Ultraschallschnitte räumlich in einem fest definierten Verhältnis zueinander stehen. Dies ist aber die Voraussetzung für eine dreidimensionale Rekonstruktion (Sohn et al. 1988a, b; 1989b, c). Beim Bewegen des Schallkopfes über die unebene Körperoberfläche ändert sich ständig der Einfallswinkel der Schallwellen. Eine Aufnahme paralleler Schnitte analog zur CT und MRT scheint daher für den

[1] Unter Mitarbeit von B. NUBER und A. HESSE

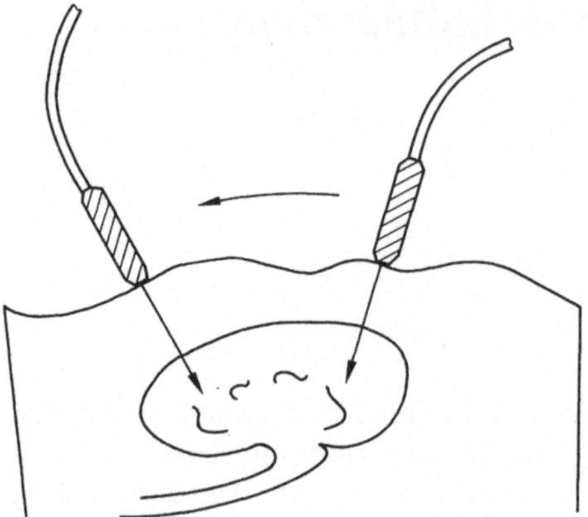

Abb. 4.1. Bedingt durch die Unebenheit der Körperoberfläche ist die Gewinnung paralleler Ultraschallschnitte eines Organs nur schwer möglich

klinischen Einsatz der dreidimensionalen Ultraschalldarstellung ungeeignet zu sein (Abb. 4.1).

In diesem Kapitel sollen im folgenden zwei Ansätze zur Aufnahme und Verarbeitung von koordinierten Schnittbildfolgen mittels Ultraschall vorgestellt werden. Entscheidend für beide Verfahren ist eine relativ kleine und ortsfeste Ankoppelfläche der speziell dafür konstruierten Schallköpfe, wodurch Unebenheiten der Körperoberfläche keinen störenden Einfluß ausüben.

Die beiden vorgestellten Verfahren sind:
– dreidimensionale Darstellung manuell konturierter Organ- und Strukturgrenzen,
– transparente dreidimensionale Darstellung der Grauwertinformation aus den Ultraschallschnittbildern des Volumenscans.

Nach einer Einführung in die allgemeinen technischen Voraussetzungen und theoretischen Grundlagen werden für beide Verfahren Schallkopftechnologie, Datenaufbereitung und klinische Ergebnisse dargestellt.

4.1 Technische Voraussetzungen

Grundvoraussetzung für eine dreidimensionale Rekonstruktion von untersuchtem Gewebe aus zweidimensionalen Ultraschallschnitten ist, daß die dritte Dimension durch die Bewegung der Schnittebene definiert ist. Das bedeutet, daß das räumlich darzustellende Organ durch viele zweidimensionale Ultraschallschnitte untersucht wird, die sich in ihrer räumlichen Lage voneinander unterscheiden, und dieser Unterschied zwischen den einzelnen Schnitten bekannt ist. Dabei ist es zweckmäßig, daß die Änderung der räumlichen Lage zwischen den einzelnen Schnitten immer konstant gehalten wird. Zu realisieren ist dies zum einen durch eine parallele Schnittführung und zum anderen durch eine Anordnung der Schnitte auf einer Kreisbahn. Dies kann entweder durch mechanische Bewegung der Sende- und Empfangskristalle im Schallkopf geschehen oder über die elektronische Ansteuerung eines vielkanaligen Systems mit entsprechender Kristallanordnung. Auch eine Kombination der mechanischen Lösung mit den derzeitigen Möglichkeiten des Aufbaus von elektronischen Arrays erscheint sehr vielversprechend.

4.1.1 Datenaufnahme und -verarbeitung

Ein nicht unerhebliches Problem stellt die Abspeicherung der Ultraschalldaten, die in definierten Winkelabständen gewonnen werden, dar. Da während des gesamten Untersuchungsvorgangs keine Bewegungen zwischen Schallkopf und untersuchtem Organ stattfinden dürfen, ist für die Datenaufnahme eine möglichst kurze Untersuchungszeit erforderlich.

So sind an ein System für die Kardiologie wesentlich höhere Anforderungen zu stellen, als dies zum Beispiel in der Gynäkologie oder Gastroenterologie der Fall ist.

Grundsätzlich denkbar ist die Archivierung der Schnittbildfolgen auf Videoband (analog) oder in digitalisierter Form. Eine elegante Lösung stellt die Anwendung eines Hardwarespeichers in Form der Cinelooptechnik dar. Durch dieses Verfahren ist es möglich, eine gewisse Anzahl von Ultraschallbildern während der Untersuchung sehr schnell digital zu speichern (digitale Schnittstelle zur Übertragung der Ultraschallbilddaten in Echtzeit). Dabei muß auch die räumliche Lage der Bilder jeweils mit abgespeichert werden.

Da zur Rekonstruktion eines dreidimensionalen Bildes je nach Anwendung und Größe des Volumenscans ca. 20–100 Schnittbilder benötigt werden, fallen sehr große Datenmengen an. Die Auflösung der Ultraschallbilder beträgt im allgemeinen 512 × 512 Bildpunkte (Pixel). Die digitale Speicherung eines Bildpunktes erfolgt bei Grauwertbildern mit 8 bit (1 Byte), dies erlaubt die Darstellung von 256 Graustufen pro Bildpunkt.

4.1.2 Anzahl der aufzunehmenden Schnittbilder

Die Größe des zur Datenaufnahme verwendeten Speichers muß auf die Größe des Objekts und auf den hardwareseitig vorhandenen Speicherplatz abgestimmt werden. Die erforderliche Pixeldichte im dreidimensionalen Bild ist abhängig von der Größe des Objekts. Bei einem Objekt mit z.B. 10 mm Kantenlänge würde eine Lücke von 3 mm Breite ca. 30% der Gesamtlänge ausmachen und die Darstellbarkeit des Objekts stark beeinträchtigen. Dagegen wirkt sich eine Lücke der gleichen Breite bei einem Objekt mit 100 mm Kantenlänge im Gesamteindruck der Darstellung nicht wesentlich aus.

Stellt man bei der Betrachtung des rekonstruierten 3D-Objekts große Lücken fest, muß eine größere Anzahl von Bildern aufgenommen oder die fehlende Bildinformation auf geeignete Weise interpoliert werden. Die Anzahl der Schnittbilder je Volumeneinheit bestimmt die Auflösung und damit die Bildqualität der rekonstruierten Daten.

Zur Verringerung der anfallenden Datenmenge gibt es mehrere Möglichkeiten, die sich in zwei Gruppen aufteilen lassen: Verfahren zur Datenreduktion und Verfahren zur Datenkompression (Haberäcker 1985).

Datenreduktion bedeutet ein Entfernen von Daten und damit einen Informationsverlust. Eine Rekonstruktion des ursprünglichen Bildes ist danach nicht mehr möglich.

Beispiele hierfür sind:
- Die Überführung eines Grauwertbildes in ein Binärbild (es werden nur noch zwei Grauwerte dargestellt).
- Die Darstellung eines Bildes mit geringerer Auflösung, das heißt, die Grauwerte mehrerer Bildpunkte werden zu einem Durchschnittsgrauwert zusammengefaßt.

- Das Herausgreifen der benötigten Bildinformation aus dem Ultraschallbild mit einem Fenster, einem sogenannten „area of interest".
- Die Segmentierung zur Trennung der Bildpunkte in objektzugehörige und Hintergrundpunkte. Eine einfache Methode hierfür ist die manuelle Konturierung. Der Benutzer muß hierbei die Grenzen eines Objektes oder einer Struktur kenntlich machen. Daraus resultieren binäre Schnittbildinformationen, die sich zur räumlichen Rekonstruktion eignen.

Im Gegensatz zur Datenreduktion ist bei der Datenkompression eine Rekonstruktion der ursprünglichen Bildinformation jederzeit möglich. Zur Datenkompression werden die Bilddaten in einer geeigneten Datenstruktur abgespeichert. Ein Beispiel hierzu ist die Bildung einer Baumstruktur, im zweidimensionalen Bereich auch Quadtree-Struktur genannt. Dabei wird ein quadratisches Bild solange rekursiv in Quadranten zerlegt, bis nur noch Quadranten mit homogenem Grauwert übrig bleiben (Haberäcker 1985).

Werden gegenüber der manuellen Objektkonturierung alle ursprünglichen Ultraschall-Grauwertinformationen (Pixel) der zweidimensionalen Schnittbilder in ihrer Gesamtheit für die dreidimensionale Rekonstruktion herangezogen, sind verschiedene Methoden der digitalen Bildverarbeitung als sinnvolle Vorverarbeitung denkbar. Standardfilterverfahren (Laplace, Gauß, Sobel usw.) der Bildverarbeitung sowie spezifische adaptive Filterverfahren können zum Beispiel zur Kantenverstärkung, Glättung und Verminderung von unerwünschten Signalstörungen dienlich sein.

4.1.3 Dreidimensionale Rekonstruktion

Voraussetzung für die Rekonstruktion ist die Definition eines dreidimensionalen Basiskoordinatensystems. Üblicherweise wird dazu ein rechtwinkliges, kartesisches Koordinatensystem gewählt. Sowohl die Lage der einzelnen Schnittbilder als auch die Orientierung des 3D-Bildspeichers sind in diesem Koordinatensystem definiert.

Der 3D-Bildspeicher, in den die zweidimensionalen Schnittbilder transformiert werden, kann als Würfel aufgefaßt werden, in dem die Bildpunkte zeilen-, spalten- und ebenenweise angeordnet sind. Die Transformation jedes einzelnen Bildpunktes aus den zweidimensionalen Schnittbildern in den dreidimensionalen Raum wird gemäß seiner räumlichen Zugehörigkeit durchgeführt. Dabei wird die räumliche Position jedes Bildpunktes bezüglich des definierten dreidimensionalen Koordinatensystems aus seiner Lage im Schnittbild und der Ausrichtung dieser Schnittebene berechnet. Basis hierfür sind Grundoperationen der Vektorrechnung.

4.1.4 Software

Durch eine entsprechende Schallkopfführung werden zweidimensionale Ultraschallschnitte gewonnen, die sich in ihrer räumlichen Lage voneinander unterscheiden und in ihrer Gesamtheit einen dreidimensionalen Ausschnitt aus dem menschlichen Körper ergeben. Zwischen allen Ultraschallschnitten besteht eine bekannte Beziehung im Raum, d.h. der Unterschied von Schnitt zu Schnitt ist mathematisch auszudrücken und zu berechnen. Die grundlegenden Ansatzpunkte, die für die Bearbeitung der einzelnen Ultraschallschnitte bis zur Zusammensetzung des räumlichen Körpers notwendig sind, sollen hier vereinfacht aufgezeigt werden.

Um dreidimensionale Körper auf einem Bildschirm darstellen zu können, müssen sie in ein zweidimensionales Abbild zurückgeführt werden. Dies erfolgt über die Projektion des räumlichen Körpers in einen zweidimensionalen. Als Beispiel sei die Projektion einer dreidimensionalen Welt auf einen zweidimensionalen Film beim Fotografieren angeführt.

Zwei grundsätzliche Schritte müssen also realisiert werden:
1. Das Zusammensetzen vieler einzelner zweidimensionaler Schnitte eines räumlichen Körpers zu einem fiktiven dreidimensionalen Objekt und anschließend
2. die Projektion und Rückführung dieses dreidimensionalen Objekts in eine zweidimensionale Figur auf dem Computerbildschirm, wobei die dritte Dimension dem Auge durch Ausnutzung von Effekten der Projektion und Perspektive vorgetäuscht wird.

Rechenoperationen am zweidimensionalen Objekt sind also von entscheidender Bedeutung für eine dreidimensionale Simulation. Daher soll zuerst auf die notwendigen zweidimensionalen Rechenoperationen eingegangen werden.

Zweidimensionale Darstellung von Objekten und deren Manipulation. Voraussetzung ist die Definition von dargestellten Figuren in einem Koordinatensystem. Der Bildschirm eines Rechners setzt sich aus einer Vielzahl einzelner Punkte zusammen, die alle durch eine x- und y-Koordinate festgeschrieben sind; der Punkt als kleinste

Graphikeinheit baut alle Figuren auf. Linien – zusammengesetzt aus Punkten – lassen sich durch eine Geradengleichung definieren, die im Koordinatensystem durch eine Steigung und einen Schnittpunkt mit der y-Achse festgelegt ist. Andere geometrische Figuren wie Kreise und Ellipsen werden durch einen oder mehrere Radien definiert. Diese festen Bezugsgrößen im Koordinatensystem jedes einzelnen Punktes oder ganzer geometrischer Objekte sind notwendig, um Manipulationen wie Verschiebungen, Vergrößerungen, Verkleinerungen oder Drehungen – also Transformationen – vornehmen zu können. Um diese komplexen mathematischen Manipulationen ausführen zu können, ist es sinnvoll, jeden einzelnen Punkt durch eine Matrix zu definieren, wobei vereinfacht die Koordinaten des Punktes gleichzeitig seine (1,2)-Matrix darstellen (Brodlie 1986). Die Matrixrechnung erleichtert in erster Linie das spätere Rechnen im Raum.

Unter Matrix wird eine rechteckige Anordnung verschiedener Zahlen, die einen Punkt definieren, verstanden. Eine Matrix setzt sich somit aus Zeilen (waagrechte Reihe) und Spalten (senkrechte Reihe) zusammen.

Beispiel einer (2,3)-Matrix mit zwei Spalten und drei Zeilen.

$$\begin{pmatrix} 2 & 4 \\ 6 & 8 \\ 1 & 3 \end{pmatrix}$$

Zwischen Matrizen können Rechenoperationen wie Addition, Subtraktion und Multiplikation durchgeführt werden, vorausgesetzt die Anzahl der Zeilen der Matrizen sind identisch:

$$\begin{pmatrix} 1 & 4 \\ 2 & 5 \\ 3 & 6 \end{pmatrix} \cdot \begin{pmatrix} 2 & 1 \\ 4 & 3 \\ 6 & 5 \end{pmatrix}$$

Soll nun ein durch eine Matrix definiertes Objekt transformiert werden, so kann die Matrix mit einer sogenannten Transformationsmatrix multipliziert werden. Je nach Zusammensetzung der Transformationsmatrix wird das neu enstehende Bild verzerrt in y- oder x-Achse, proportional vergrößert oder durch Einführung von Winkelfunktionen in Matrixform gedreht. Insbesondere bei der Rotation eines Bildes wird der Koordinatenschnittpunkt als Nullpunkt festgelegt. Damit eine Rotation um einen beliebigen Drehpunkt ermöglicht wird, kann der Schnittpunkt des Koordinatensystems in diesen Drehpunkt verschoben werden – eine Translation wird durchgeführt. Einfach ist die Translation eines Punktes, eine 2spaltige und 2zeilige Translationsmatrix ist notwendig. Zur komplexen Translation eines ganzen Objekts wird allerdings eine 3spaltige und 3zeilige Translationsmatrix notwendig, was durch Einführung sogenannter homogener Koordinaten ermöglicht wird. Somit werden auch im zweidimensionalen Bild alle Punkte nicht mehr durch zwei, sondern durch drei Koordinaten festgelegt. Die neu eingeführte dritte Koordinate existiert also in Wahrheit nicht und erleichtert lediglich die Rechenfunktion. Damit ist gleichzeitig die Möglichkeit der Rechnung in einer dritten Dimension eröffnet.

Mit einer Transformationsmatrix läßt sich alles erfassen, was mit einem Punkt an Manipulation geschehen soll (Harrington 1983; Newman u. Sproull 1985). Beispielsweise können durch Addition einer Sinusfunktion – in Matrixschreibweise ausgedrückt – zu den Matrizen einzelner Punkte eines rechteckigen Graphikblocks bizarre Verformungen des Rechteckblocks am Bildschirm erreicht werden.

Dreidimensionale Rechenoperationen. Das Koordinatensystem der Zweidimensionalität mit den senkrecht aufeinanderstehenden Koordinatenachsen x und y wird durch die dritte Achse z, die auf den beiden vorigen Achsen ebenfalls senkrecht steht, ergänzt. Zwei Möglichkeiten werden unterschieden, nämlich das Rechtssystem, d.h. die z-Achse ragt aus der Zeichenebene heraus, und das Linkssystem mit in die Zeichenebene hineinragender z-Achse. Mathematisch unterscheiden sich diese Systeme im Vorzeichen der z-Koordinaten.

Das Darstellen von räumlichen Objekten in der Computergraphik macht das gleichzeitige Vorhandensein zweier Koordinatensysteme notwendig: das „Welt-Koordinatensystem" mit beliebigem Nullpunkt, in dem das räumliche Objekt durch seine drei Koordinaten definiert ist, und das „Bild-Koordinatensystem" mit lediglich zwei Koordinatenachsen zur Definition des Rechnerbildschirms, wobei der Nullpunkt in der unteren oder oberen linken Bildschirmecke liegt (Spur u. Krause 1988; Braun 1988; Plastock u. Kalley 1986). Für die Umwandlung vom ersten in das zweite Bezugssystem spielen die oben beschriebenen Rechenoperationen wie Transformation und Translation eine wichtige Rolle.

Im Gegensatz zu den zweidimensionalen Rechenoperationen kommt die dreidimensionale Darstellung nicht mehr mit Berechnung von Konturelementen wie Linien, Kreisen oder anderen Kurvenzügen aus, sondern benötigt Flächen, die durch die oben beschriebenen Konturen begrenzt werden (Encarnacao 1983; Myers 1986). Nur so können viele Probleme der Darstellung, wie beispielsweise das Eliminieren von verdeckten Linien und Flächen, gelöst werden. Eine Vielzahl von Flächen wiederum setzt sich zu einem räumlichen Objekt zusammen. Ein baumartiges Datensystem der räumlichen Berechnung führt also zum Ziel der dreidimensionalen Darstellung. Das fertig errechnete Objekt kann in einer Objektbibliothek gespeichert werden und steht von dort aus für weitere Manipulationen wie Rotation, Verschieben, Verkleinern oder Vergrößern zur Verfügung.

Eine entscheidende Grundlage zur Berechnung des dreidimensionalen Objekts ist die *Vektorrechnung*. Ein Vektor ist durch zwei Angaben definiert: die Richtung und die Länge. Seine Lage im Raum bleibt dabei unberücksichtigt. Mathematisch kann ein Vektor durch drei Koordinaten angegeben werden. Diese drei Koordinaten definieren die Spitze des Vektors und setzen voraus, daß dessen Ursprung im Koordinatennullpunkt liegt. Durch diese Schreibweise kann der Vektor als eine Art Matrix angesehen werden und die oben beschriebenen Rechenoperation ermöglichen. Vorteilhaft in der Vektorendarstellung ist, daß Ebenen ebenfalls durch Vektoren zu definieren sind, was zur Flächenberechnung im Raum sinnvoll erscheint.

Um nun die Rückführung des berechneten räumlichen Objekts in eine zweidimensionale Darstellungsweise auf dem Bildschirm zu realisieren, müssen die drei Koordinaten eines Punktes im Raum auf zwei in der Ebene reduziert werden. Dieser Vorgang wird durch die Projektion einer Welt auf eine Ebene festgelegt, wie oben am Beispiel des Fotografierens gezeigt.

Ein im zweidimensionalen Koordinatensystem definierter Punkt läßt sich leicht mit drei Koordinaten, also dreidimensional definieren, indem die dritte hinzukommende Koordinate z gleich Null gesetzt wird. Entsprechend

kann sehr vereinfacht eine Translationsmatrix erweitert bzw. reduziert werden. Somit ist der Übergang von einem in das andere System geschaffen.

Grundsätzlich können zwei Projektionsarten zur Darstellung räumlicher Strukturen auf dem zweidimensionalen Bildschirm angewandt werden:
– die Parallelprojektion und
– die Zentralprojektion.

Die *Parallelprojektion* kann relativ einfach bewerkstelligt werden, indem die z-Koordinate entfällt, also wie beschrieben gleich Null gesetzt wird. Vor diesen Schritt wird eine vorgesehene Rotation des Körpers noch ausgeführt, um verschiedene Ansichten desselben zu erhalten.

Nachteilig bei dieser Projektionsart ist, daß unser Auge den abgebildeten Körper nicht unbedingt als reales räumliches Objekt erkennt, da eine perspektivische Verzerrung nicht berücksichtigt wird.

Genau dieses Phänomen findet aber Berücksichtigung bei der *Zentralprojektion*. Durch Einführung eines Fluchtpunkts, der an der Stelle des Betrachters plaziert ist, ist ein realistisches räumliches Erkennen möglich. Ein gedankliches Modell mag dies veranschaulichen: Als Betrachter verschiedener Gegenstände sieht man durch eine Glasscheibe hindurch. Der eigene Standpunkt ist dabei der Fluchtpunkt. Alle durch die Glasscheibe hindurchfallenden Bilder oder „Strahlen" werden von der Scheibe zurückgehalten und sind als zweidimensionales Bild auf derselben zu sehen. Im Gegensatz zur Parallelprojektion, bei der in diesem Gedankenmodell alle durch die Scheibe hindurchfallenden Strahlen parallel wären, was ein perspektivisches Erkennen erschwert (für das menschliche Auge vereinen sich zwei parallele Linien in sehr weiter Entfernung), sind bei der Zentralprojektion diese Strahlen vom Fluchtpunkt aus divergent. Die Umrechnung aller Punkte von deren tatsächlicher räumlicher Lage in ein zweidimensionales perspektivisches Bild erfolgt durch Berücksichtigung des Fluchtpunkts und durch entsprechende Multiplikation der Koordinaten mit der Translationsmatrix.

Schwieriger als eine Drehung im zweidimensionalen Bild wird eine *Drehung im Raum,* da ein Punkt, um den gedreht werden soll, zur Definition nicht mehr ausreicht, sondern eine Drehachse definiert werden muß. Zur Vereinfachung des Rechenvorgangs wird dabei als Achse jeweils die x-, y- und z-Koordinatenachse gewählt und der zu drehende Körper nacheinander um diese Achsen einzeln gedreht. Nach erfolgter Drehung wird nun das im Raum veränderte Bild entsprechend der Zentralprojektion in ein zweidimensionales für die Bildschirmdarstellung umgerechnet.

Das bislang Hergeleitete bezieht sich auf die räumliche Simulation von Objekten im zweidimensionalen Bild unter Berücksichtigung des Fluchtpunkts mit entsprechender Projektion, so daß dem Auge zwar ein zweidimensionales Bild gezeigt wird, das es aber als dreidimensional erkennt. Dabei war das Objekt immer so gestaltet, daß es durchsichtig war, d.h. verdeckte, dem Beobachter abgewandte Seiten kamen mit zur Darstellung. Dies setzt voraus, daß lediglich Konturen eines Objekts räumlich dargestellt werden und der Inhalt dieses Körpers leer ist. Die umschlossene Fläche bzw. das Volumen der Konturen ist ohne inhaltliche Information. Auf die Ultraschalldarstellung bezogen bedeutet dies, daß lediglich die Kontur eines räumlich zu

rekonstruierenden Objekts dargestellt wird. Aus dem ursprünglichen Ultraschallbild muß also zuerst ein sogenanntes Binärbild erzeugt werden, das als Information lediglich die Kontur des betreffenden Organs beinhaltet. Das dreidimensionale Gebilde erscheint als *Drahtmodell* oder Ringstrukturbild.

Das gesamte Programm zur Erstellung der räumlichen Körper ist so aufgebaut, daß alle Daten in Strukturen festgelegt sind, die nun von Funktion zu Funktion weitergegeben werden. So beinhaltet die Struktur Punkt alle Daten, die bezüglich einzelner Punkte einmal berechnet wurden und eventuell zu späteren Berechnungen – wie bei der Farbgebung – noch einmal gebraucht werden könnten. Alle Geraden des räumlichen Gebildes werden als Struktur Gerade und alle Ebenen als Struktur Ebene gespeichert, um später schnell zugriffsbereit zu sein. Sämtliche Vorgänge zur Berechnung von Effekten wie Beleuchtung etc. werden so festgehalten und sind schnell abrufbereit.

4.1.5 Dreidimensionale Darstellung

Nachdem die 3D-Rekonstruktion durch Verrechnung der einzelnen Schnittbilder abgeschlossen ist, muß eine Möglichkeit gefunden werden, das rekonstruierte Objekt auf dem Monitor darzustellen. Dazu gibt es zwei grundsätzliche Verfahren:

– Darstellung als Konturmodell,
– Darstellung als Halbtonmodell.

Das Konturmodell setzt voraus, daß lediglich die Konturen eines Objekts räumlich dargestellt werden und der Inhalt dieses Körpers leer ist, also keine Information enthält. Das dreidimensionale Gebilde erscheint als Drahtmodell oder Ringstrukturbild (Konturmodell).

Bei der Darstellung als Halbtonmodell wird für jeden Punkt einer rekonstruierten Oberfläche ein Grauwert bestimmt. Dies geschieht in Abhängigkeit von einer fiktiven Beleuchtungsrichtung und vom Standpunkt des Betrachters. Die Zuordnung der Grauwerte muß so gewählt werden, daß ein möglichst realistischer dreidimensionaler Eindruck entsteht. Eine Möglichkeit ist, Betrachter und Lichtquelle im selben Punkt anzunehmen; damit werden die Oberflächenpunkte um so dunkler, je weiter sie vom Betrachter entfernt sind.

Sowohl bei der Drahtmodell- als auch bei der Halbtonmodelldarstellung müssen durch geeignete Algorithmen die verdeckten Kanten berechnet und bei der Darstellung unterdrückt werden. Für die Erkennung und Behandlung von verdeckten Kanten und Flächen stehen verschiedene Algorithmen zur Verfügung. Diese werden als Hidden-surface-Algorithmen bezeichnet. Die Art des eingesetzten Algorithmus ist abhängig von der Datenstruktur, in der das darzustellende Objekt vorliegt.

Mehr Information enthält ein Objekt, das transparent dargestellt wird. Ein solcher Algorithmus wurde ebenfalls im Rahmen der hier vorgestellten Arbeiten realisiert. Beim Auslesen des Objekts aus dem Bildspeicher wird ebenfalls mit dem Pixel begonnen, das den größten Abstand zum Betrachter hat. Der Grauwert dieses Pixels wird mit den kleinsten Bewertungsfaktor gewichtet. Je kleiner der Abstand wird, desto größer wird der Bewertungsfaktor gewählt. Befinden sich auf einer vom Beobachter ausgehenden Betrachtungslinie mehrere Bildpunkte

hintereinander, so werden ihre Grauwerte nach einem definierten Gewichtungsschema addiert. Dadurch erscheint ein Objektpunkt für den Betrachter heller, wenn er andere Bildpunkte verdeckt, als ein Objektpunkt im selben Abstand, der keine anderen Punkte mehr verdeckt. Das dargestellte Objekt erscheint dadurch transparent (La Louche et al. 1989).

4.2 3D-Darstellung mittels manueller Konturierung in 2D-Bildern

4.2.1 Technische Voraussetzungen

Im Vorfeld unserer Untersuchungen wurde zunächst versucht, parallele Schnitte zu gewinnen, da die Computerprogramme zur dreidimensionalen Rekonstruktion dieser Schnittfolge am einfachsten zu erstellen waren und zunächst grundsätzlich die Durchführbarkeit der räumlichen Darstellung überprüft werden sollte.

Dazu wurde eine Vorrichtung gebaut, wobei ein Schlitten, in den ein kleiner runder Sektorschallkopf fest eingefügt war, entlang zweier Schienen verschoben werden konnte. So entstanden – entsprechend der Kernspin- und Computertomographie – parallele Schnitte des darunterliegenden Organs. Eine Millimeterskala an den Schienen ermöglichte ein Verschieben des Schlittens mit Einhaltung konstanter Abstände zwischen den einzelnen Ultraschallschnitten. Im selben Schlitten konnte der Schallkopf auch gedreht werden, wobei der Kreismittelpunkt exakt in der Schallkopfspitze lag (Abb. 4.2). Eine Skala mit 10°-Einteilung zeigte die Drehung des Schall-

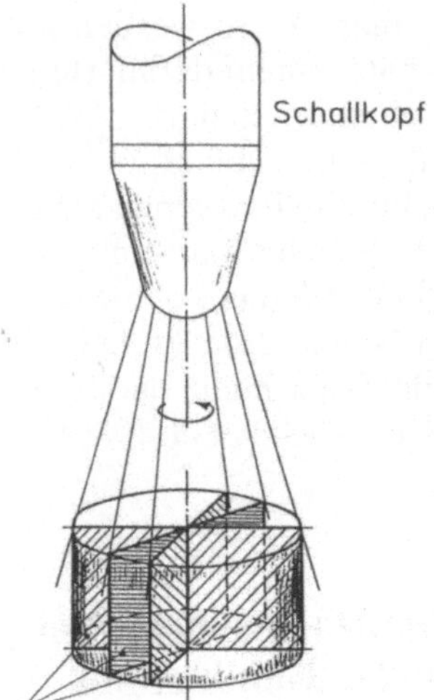

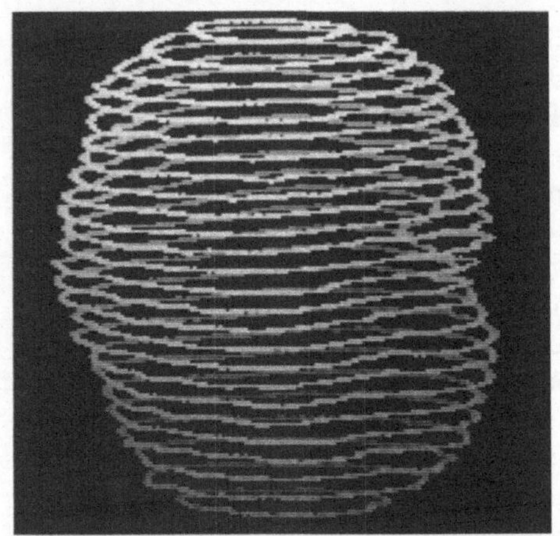

Abb. 4.2. Durch Rotation eines kleinen Sektorschallkopfs läßt sich eine koordinierte Schnittfolge gewinnen, ohne daß die Unebenheit der Körperoberfläche eine nachteilige Rolle spielt

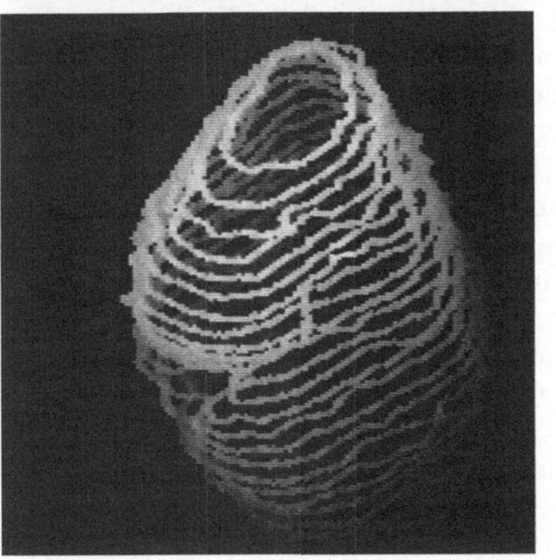

Abb. 4.3 a, b. Dreidimensionales Bild einer Niere, die durch Parallelverschiebung des Schallkopfs im Wasserbad untersucht wurde. Jede einzelne Linie entspricht der Kontur der Niere im originalen Ultraschallbild

kopfs an und ermöglichte konstante Winkelabstände zwischen den einzelnen Schnitten.

Diese Vorrichtung wurde über einem Wasserbad angebracht, in dem sich eine an 4 Drähten aufgehängte Niere befand. Durch Verschieben des Schallkopfs entlang der Schienen über dem Organ wurden sonographische Parallelschnitte angefertigt, die einen Abstand von 5 mm voneinander hatten. Vom selben Organ wurden außerdem um einen Kreismittelpunkt gedrehte Schnitte aufgenommen, diese Schnitte unterschieden sich durch einen Winkelabstand von 10°.

Die experimentellen Untersuchungen haben dabei grundsätzlich die Durchführbarkeit der Parallelverschiebung aufgezeigt (Abb. 4.3). Aufgrund der Unebenheit der Körperoberfläche ist dies nur schwer in die Praxis umzusetzen. Ein Abscannen von Extremitäten wäre dabei noch eher denkbar als eine derartige Schallkopfführung im Abdominalbereich oder am Hals. Zum Ausgleich der Unebenheit müßte eine Vorlaufstrecke verwendet werden, was eine flexible Handhabung des Schallkopfs behindern kann.

Eine bessere Möglichkeit, zu einer koordinierten Schnittbildfolge zu gelangen, bieten Rotationsbewegungen des Schallkopfs um seine Längsachse. Die Drehbewegung wird nach Errei-

Abb. 4.4a, b. Darstellung derselben Niere wie in Abb. 4.3. Dieses Mal wurden die Ultraschallschnitte durch Drehung des Schallkopfs gewonnen.
a Auch hier entsprechen die einzelnen Linien den Konturen des Organs im originalen Ultraschallschnittbild.
b zeigt die Niere mit einer teils geschlossenen Oberfläche, teils als Binärbild

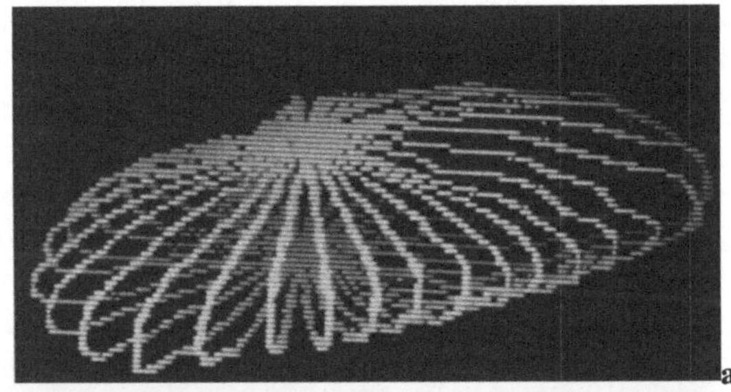

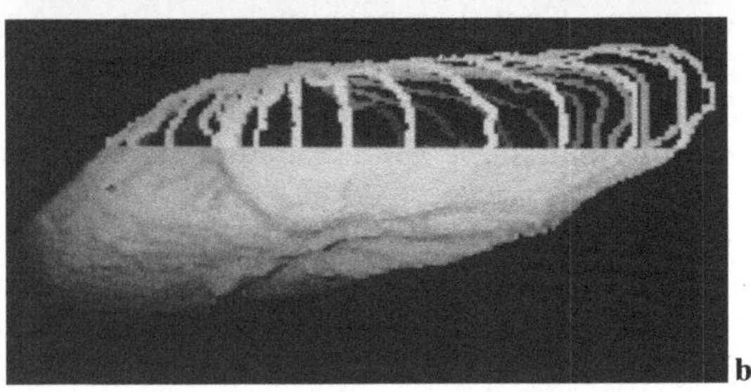

chen eines bestimmten Winkelabstandes gestoppt und das in dieser Position erzeugte Bild zur dreidimensionalen Rekonstruktion gespeichert (Abb. 4.4). Dies bedeutet zwar einen großen feinmechanischen Aufwand beim Schallkopfbau, ist aber bei Verwendung eines Sektorschallkopfs mit kleiner Auflagefläche momentan eine der wohl am besten geeigneten Lösungen für die klinische Anwendung dieses Verfahrens. Ein entsprechender Schallkopf wurde von uns gebaut.

Dieser Schallkopf ist so konstruiert, daß ein elektrischer Schrittmotor das Array dreht. Bei beliebigen Winkelgraden kann die Drehung unterbrochen werden. Das aufgenommene Ultraschallbild wird gefreezt und mittels Videorecorder bzw. Computer abgespeichert. Nach Erreichen von 180° wird die Drehung gestoppt und der Scanner auf die Ausgangsposition zurückgestellt. Bei zentralem Positionieren des Schallkopfs über dem zu untersuchenden Organ genügt die Drehung von 180°, um das gesamte Organ für eine dreidimensionale Rekonstruktion zu erfassen.

Die klinischen Erprobungen dieses Schallkopfs machten weitere Verbesserungen an den Computerprogrammen und am Schallkopf notwendig. So war für die Real-time-Untersuchung das Wegfallen der Konturierung von Organstrukturen im einzelnen gewonnenen Schnittbild notwendig. Dies wird weiter unten (s. 4.3) beschrieben. Ein weiteres Problem stellte die Drehung des Schallkopfs um eine senkrecht stehende Schallebene dar, da im Kreismittelpunkt die Datenmenge sich in jedem Schnitt wiederholt.

Im weiteren Verlauf wurde die Speicherung des Untersuchungsvorgangs auf Videoband mit anschließender Digitalisierung und folgender Speicherung der Daten auf Festplatte oder Diskette vorgenommen. Durch entsprechende Schaltung kann das nach jeder Drehbewegung der Schnittebene entstehende Bild gefreezt werden, was mit einer Symbolbezeichnung am Bildschirm verbunden ist. Damit wird für die Verarbeitung der Bilder vom Videoband festgelegt, welches Bild zur Rekonstruktion ansteht.

Ein weiteres, besonderes Problem stellt die Konturierung der einzelnen Schnitte dar. Da eine dreidimensionale Darstellung eines Organs einer Oberflächenbetrachtung gleichkommt, muß vor der Rekonstruktion eine Konturierung zur Kenntlichmachung der Organgrenzen in den einzelnen Schnitten erfolgen. Diese Konturen werden dann zum räumlichen Bild zusammengesetzt.

Die Konturierung kann auf verschiedene Art und Weise durchgeführt werden. Der einfachste Weg ist die Konturierung des betreffenden Organs oder Gewebes in jedem der einzelnen Schnitte mittels eines Cursors am Bildschirm. Dabei werden die sichtbaren Organgrenzen abgefahren und das dabei entstehende Konturbild oder Binärbild in den Speicher des Computers eingelesen. Dafür ist ein Digitalisiertableau zum Abfahren der Ultraschallschnittbilder notwendig. Dieser Weg ist an die Auflösbarkeit des Ultraschallbildes durch das menschliche Auge gebunden und birgt in jedem zu konturierenden Bild die Gefahr von Fehlinterpretationen des Ultraschallbildes durch den Untersucher. Da alle einzelnen Ultraschallschnitte vom Untersucher ausgewertet werden müssen, ist dieser Schritt sehr zeitaufwendig. Zudem gehen viele Informationen aus dem Ultraschallbild verloren, weil nur die Konturen gespeichert werden.

Ein besserer Weg wäre die automatische Erkennung der festzulegenden Konturen. Dabei spielen die Probleme der automatischen Gewebserkennung bzw. der Gewebscharakterisierung die entscheidende und auf dem Gebiet des Ultraschalls momentan kaum befriedigend lösbare Rolle. Durch die im Vergleich zur Computertomographie und Kernspintomographie nur schwach vorhandenen Gewebsunterschiede fällt im Ultraschall die Gewebsdiskriminierung sehr schwer; zu viele Echos gleicher Intensität kommen im selben Ultraschallbild vor.

Die Lösungsansätze, wie sie in der Analyse von Histogrammen gesucht wurden, erwiesen sich als unzulänglich; am erfolgversprechendsten scheint zur Zeit die Rohdatenanalyse – HF-Datenanalyse – zu sein.

Vielversprechend ist die Kombination von Hand- und automatischer Konturierung; dabei wird die erste Kontur in der Ultraschallschnittfolge mittels Cursor von Hand vorgegeben, während durch entsprechende Erkennungsprogramme die folgenden Konturen nun automatisch erkannt und gezeichnet werden. Dies bedeutet, daß die erste vorgegebene Kontur als „Schablone" fungiert und die Erkennung der Konturen in den folgenden Schnitten ermöglicht.

Ein ganz neuer Ansatzpunkt bietet sich, wenn die Konturierung der Schnitte entfällt und das ganze Ultraschallbild mit allen Informationen in die dreidimensionale Rekonstruktion eingeht. Dies setzt allerdings voraus, daß die einzelnen Schnitte transparent dargestellt werden können, so daß der räumlich rekonstruierte Körper wie ein gläserner Gewebeblock aussieht. Durch die nicht mehr notwendige Konturierung entfällt bei dieser Darstellung eine wichtige Fehlerquelle (Abb. 4.5; s. Kap. 4.3).

Die beschriebenen Wege der Aufarbeitung der einzelnen Ultraschallschnitte für die dreidimensionale Darstellung erfordern unterschiedliche Speicherungen der gewonnenen ursprünglichen Ultraschalldaten. Wäh-

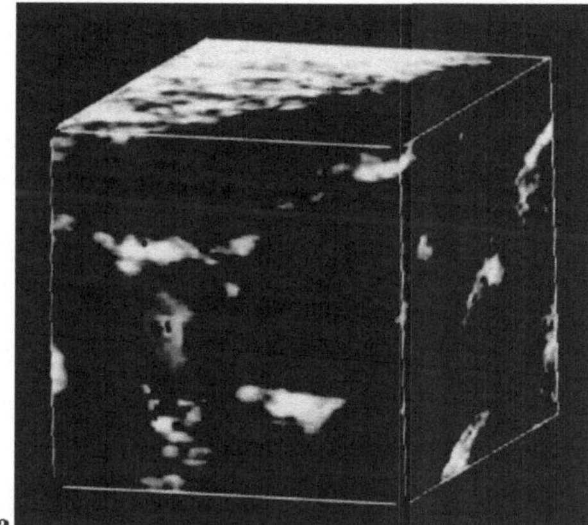

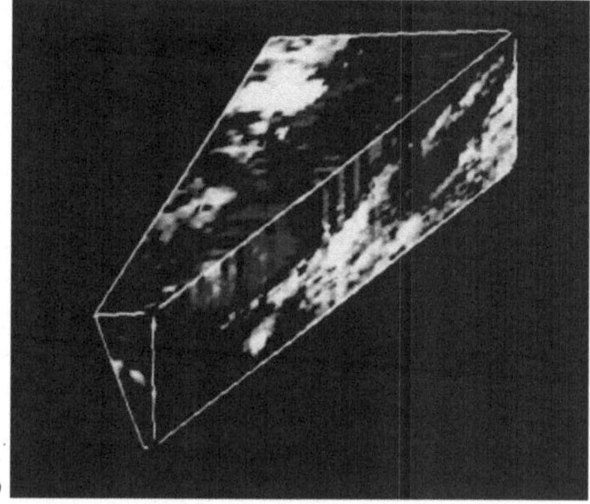

Abb. 4.5 a, b. Räumliche Darstellung einer A. carotis, wobei dieses Mal eine Konturierung der einzelnen Ultraschallschnitte wegfiel und das gesamte Ultraschallbild zur Darstellung kommt. Die Bilder entstanden durch Parallelverschiebung des Schallkopfs, wobei die unebene Halsoberfläche durch Verwendung einer Vorlaufstrecke ausgeglichen wurde. (Wir danken Herrn A. Fenster, London, Ontario, für die Überlassung der Bilder)

des Videorecorders. Auch die Aufarbeitung der Ultraschallschnitte ohne Konturierung erfordert eine direkte digitale Abspeicherung der Ultraschalldaten.

Die unmittelbare digitale Abspeicherung der Ultraschalldaten geschieht am besten über eine parallele Schnittstelle in einen angeschlossenen Computer mit genügend großer Speicherkapazität. Die oben aufgeführte Cineloop-Technik ist zwar kostenintensiv und hat nur begrenzte Speichermöglichkeiten, bietet jedoch derzeit eine praktikable Möglichkeit zur Speicherung der Daten.

Alle durch symmetrische Drehung um die Schallkopflängsachse gewonnenen Ultraschallbilder wurden von uns in den für die Diagnostik interessanten Bereichen binärisiert und als „Octree", d. h. in einer speziellen Datenstruktur gespeichert. Aus diesen Daten wird ein maßstabgetreues Bild zusammengesetzt. Durch Eingabe verschiedener Betrachtungswinkel kann der rekonstruierte Körper aus jeder beliebigen Perspektive auf dem Monitor dargestellt werden.

In den Körper können sämtliche denkbaren Schnitte gelegt werden, wobei vor allem auch sonographisch nicht realisierbare Schnitte möglich sind. Durch Versehen der Körper mit mehreren Farbattributen ist es möglich, sowohl verschiedene ineinanderliegende Körper darzustellen, als auch unterschiedliche Gewebe desselben Körpers voneinander abzuheben.

Das gesamte Programm zur Erstellung der räumlichen Körper ist so aufgebaut, daß alle Daten in Strukturen festgelegt sind, die von Funktion zu Funktion weiter gegeben werden. So beinhaltet die Struktur ‚Punkt' alle Daten, die bezüglich einzelner Punkte einmal berechnet wurden und eventu-

rend bei der einfachen Handkonturierung mittels Cursor am Computerbildschirm eine Verarbeitung der auf Video gespeicherten Daten ausreichend ist, genügt diese Videodokumentation für die automatische Konturierung nicht mehr, da dabei zu viele Informationen verloren gehen. Hier ist eine direkte Digitalisierung der Daten notwendig ohne Zwischenschaltung

ell zu späteren Berechnungen, wie bei der Farbgebung, nochmals gebraucht werden könnten. Alle Geraden des räumlichen Gebildes werden als Struktur ‚Gerade' und alle Ebenen als Struktur ‚Ebene' gespeichert, um später schnell zugriffsbereit zu sein. Sämtliche Vorgänge zur Berechnung von Effekten, wie Beleuchtung etc., werden so festgehalten und sind schnell abrufbereit.

4.2.2 Fehlermöglichkeiten

Es bestehen eine Reihe von Fehlermöglichkeiten, wobei nicht beantwortet werden kann, welche Punkte sich in der Fehlerentstehung gegenseitig aufheben oder gar potenzieren.

a) Das *laterale Auflösungsvermögen* des Schallkopfs: Hierbei ist besonders zu berücksichtigen, daß diese Größe sich von Schallkopf zu Schallkopf ändern kann. Die Bedeutung dieses Punktes für die Fehlerberechnung hängt von der Größe des untersuchten Körpers ab. Je kleiner das untersuchte Gewebe ist, desto mehr überlappen sich die einzelnen Ultraschallscheiben, die nur ideal als rein zweidimensionale Scheiben anzusehen sind, in Wirklichkeit jedoch dünne dreidimensionale Schnitte des Gewebes darstellen. Insbesondere im Mittelpunkt des durch die Schallkopfbewegung beschriebenen Kreises macht sich dieser Fehler bemerkbar.

b) Der mathematische Fehler, der durch die fast unüberschaubaren Berechnungen der einzelnen Schnitte entstehen kann. Die sehr hohe Zahl an Rechenoperationen erschwert hier besonders die Fehleranalyse.

c) Am größten fällt sicherlich der Fehler aus, der bei der Konturierung der einzelnen Schnitte entsteht. Dabei kommt es darauf an, ob die Konturierung jedes einzelnen Schnittes mit Hilfe eines Cursors am Bildschirm erfolgt, verbunden mit großen Fehlermöglichkeiten, oder ob die Konturierung durch automatische Gewebserkennungsprogramme oder durch Anwendung von Schablonen nach Vorgabe einer Kontur vonstatten geht, mit sicherlich geringerem Fehler.

d) Eine weitere Fehlermöglichkeit ist durch die Ungenauigkeit der Schallkopfrotation gegeben.

Inwiefern diese Größen sich durch fehlerhafte Darstellung des dreidimensionalen Ultraschallbilds bemerkbar machen, kann letztlich nur durch vergleichende Wasserbaduntersuchungen von Körpern mit bekanntem Volumen geklärt werden.

4.2.3 Klinische Erfahrungen und Einsatzmöglichkeiten der dreidimensionalen Ultraschalldiagnostik

Am Beispiel ausgewählter klinischer Fälle sollen Grenzen und Chancen der dreidimensionalen Ultraschalldarstellung aufgezeigt und diskutiert werden. So kann die räumliche sonographische Diagnostik in der Gynäkologie und Geburtshilfe zur Darstellung der Frühschwangerschaft sowie von gut- und bösartigen Tumoren eingesetzt werden, in der Chirurgie zur exakten präoperativen Lokalisationsdiagnostik, in der inneren Medizin und Urologie zur Volumenbestimmung von Organen und zur Bestimmung der Ausdehnung von Organveränderungen, in der

Angiologie zur exakten Volumenbestimmung von arteriosklerotischen Plaques, in der Orthopädie zur räumlichen Darstellung der Säuglingshüfte und deren Dysplasien sowie in der Lithotrypsie zur exakten Lokalisation von Steinen (Sohn et al. 1988a, b, 1989a–c). Aus diesen wenigen Beispielen läßt sich absehen, daß diese neue diagnostische Möglichkeit vor allem dort zum Einsatz kommen kann, wo Beziehungen zwischen verschiedenen Organen untersucht oder Volumina bestimmt werden müssen oder wo es um die Diagnostik von Tumoren geht. Bei diesen Indikationen ist eine „Oberflächendiagnostik" gefragt.

Am Beispiel der dreidimensionalen Darstellungen von *Frühschwangerschaften* zwischen der 7. und der 13. Schwangerschaftswoche kann zum einen demonstriert werden, wie mehrere Körper ineinander in ihrer tatsächlichen Lagebeziehung dargestellt werden können (Abb. 4.6). Mit unseren Programmen können derzeit 8 Teilkörper ineinander verschachtelt räumlich rekonstruiert werden. Die Farbgebung der einzelnen Körper ist beliebig.

Wie die Abbildungen verdeutlichen, kommen die individuellen Formen des Uterus und der Fruchtblase gut zur Darstellung, auch zeigt sich deutlich die unterschiedliche Lage der Fruchtblase in der Gebärmutter. Bereits in der 7. Schwangerschaftswoche kann der Dottersack erkannt werden (Abb. 4.6a), im Beispiel der 9. Schwangerschaftswoche kommt der Dottergang zusätzlich zur Darstellung (Abb. 4.6b). Ab der 11. Schwangerschaftswoche sind Einzelheiten des Embryos zu sehen, die dann in der 13. Schwangerschaftswoche durch die hohe Detailauflösung dieses Verfahrens sehr gut erkannt werden können.

Es besteht also die Chance, mit diesem Verfahren bereits sehr früh in der Schwangerschaft eine Mißbildungsdiagnostik bezüglich morphologisch sichtbarer Veränderungen durchzuführen. Wie in den Abbildungen zu sehen ist, kann der Embryo zum einen durch ein Ringstrukturbild, zum anderen mit geschlossener Körperoberfläche dargestellt werden (Abb. 4.6d). Der Vorteil der Rekonstruktion mit geschlossener Körperoberfläche liegt in der gewohnteren Darstellungsweise, der Nachteil darin, daß die Lücken zwischen den Ringen geschlossen werden müssen, was die Entstehung von Fehlern bei der räumlichen Darstellung in sich birgt.

Fruchtblase und Embryo können auch isoliert ohne Uterus gezeigt werden, wobei die Fruchtblase geschnitten werden kann und somit ein Einblick in diesen Hohlkörper ermöglicht wird. Die einzelnen Teilkörper können isoliert von den anderen geschnitten und vergrößert oder verkleinert aus allen Richtungen betrachtet werden.

Der Vorteil der Darstellung als Binärbild liegt darin, daß verschiedene Körper ineinander ohne Aufschneiden des jeweils äußeren erkannt werden können. Wichtig ist, daß im Ringstrukturbild keine Ergänzung der Ultraschalldaten durch den Computer erfolgt, da lediglich die aus dem originalen Ultraschallbild gewonnenen Konturen in deren tatsächlichen Lagebeziehung zueinander rekonstruiert werden.

Unsere Untersuchung erfolgte durch Speicherung der Ultraschallschnitte mit einem Winkelabstand von 10°. Durch Verringerung des Abstands zwischen den einzelnen Schnitten kann unter Umständen eine noch höhere Detailauflösung erreicht werden, die eine Mißbildungsdiagnostik erleichtert.

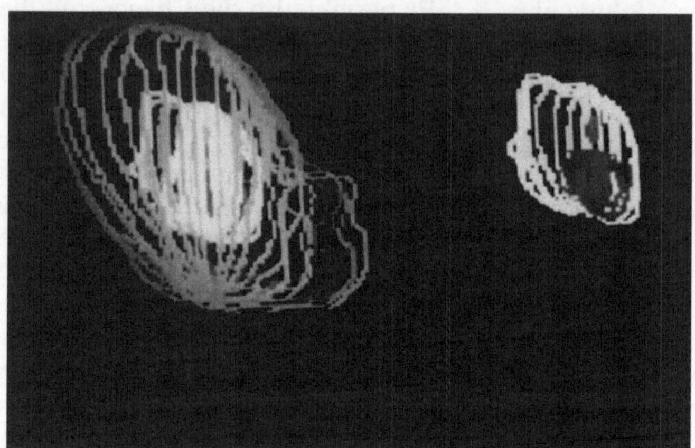

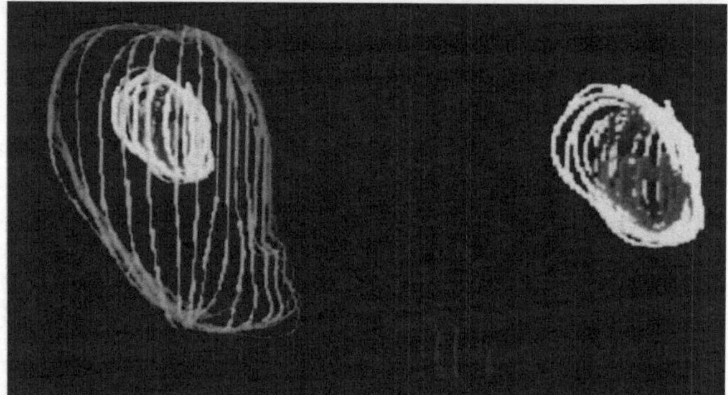

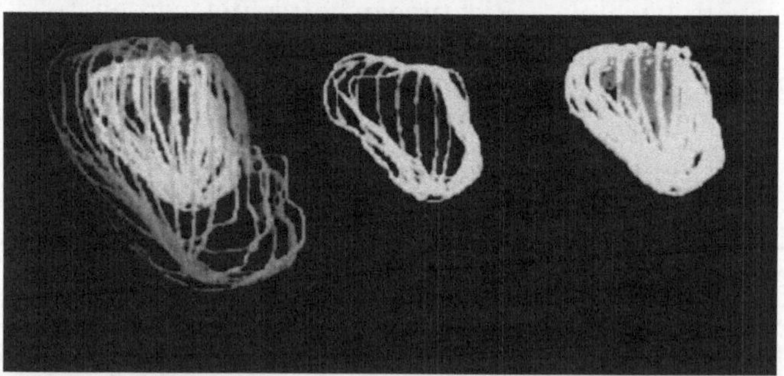

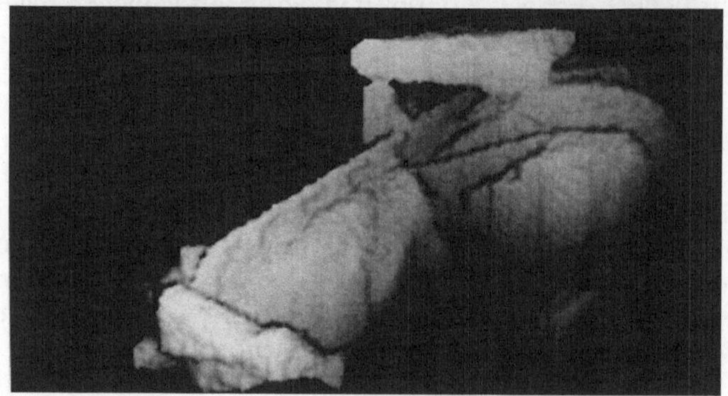

Abb. 4.6a–d. Dreidimensionale Darstellung von Schwangerschaften in der 7. (**a**), 9. (**b**) und 13. Schwangerschaftswoche (**c**). Dabei wurden der Uterus *(grün)*, die Fruchtblase *(gelb)* und der Embryo *(rot)* dargestellt. Die einzelnen Linien entsprechen den Konturen der einzelnen Körper im originalen Ultraschallbild. Alle 3 Schwangerschaften wiesen einen unauffälligen Verlauf auf. **d** 3D-Rekonstruktion des Embryos mit geschlossener Oberfläche

Ein Problem in der räumlichen Darstellung der Frühschwangerschaft sind die Bewegungen des Embryos. Für die Untersuchungsdauer von ca. 15 s müssen alle Bewegungen zwischen Schallkopf und untersuchtem Gewebe vermieden werden, da dies zu Artefakten in der Rekonstruktion führt. Demnach müssen speziell in der Frühschwangerschaft Ruhephasen des Embryos abgewartet werden.

Der Untersuchungsvorgang muß möglichst schnell durchgeführt werden. Da sich bei unserer Vorrichtung der Scanner mechanisch dreht und in gewissen Winkelabständen stoppt, um das dabei entstehende Bild zu kennzeichnen, dauert der Untersuchungsvorgang bei einer Drehung von 180° ca. 15 s. Falls eine der oben erwähnten „elektronischen" Lösungen bzw. die Kombination der elektronischen mit der mechanischen Lösung realisiert werden kann, ist eine bedeutende Verkürzung der Untersuchungsdauer zu erwarten und damit ein weiterer Rückgang der Fehlerwahrscheinlichkeit.

Die räumliche Darstellung in späteren Schwangerschaftsabschnitten ist problematischer, da der Fetus dann die Grenzen des Schallfensters überschritten hat. Dann können nur noch einzelne Körperabschnitte dreidimensional dargestellt werden; Erfahrungen hierzu liegen jedoch noch nicht vor.

Die dreidimensionale Ultraschalldarstellung kann unter Umständen auch einen Beitrag zur Dignitätsdiagnostik liefern und somit ein Mosaiksteinchen in der *Tumordiagnostik* sein. Bei der räumlichen Darstellung von Mammatumoren zeigten sich z.B. deutliche Unterschiede in der äußeren Form zwischen malignen und benignen Tumoren. Am Beispiel eines Fibroadenoms und eines Karzinoms der Brust

soll dies gezeigt werden. Die äußere Form des gutartigen Tumors ist glatt und gut abgrenzbar gegen die Umgebung (Abb. 4.7a, b), während der maligne Tumor deutliche Infiltrationen in die Umgebung aufweist als Merkmal seiner Bösartigkeit (Abb. 4.7c, d). Das dreidimensionale Bild des malignen Tumors erscheint bizarr, unregelmäßig, was durch die Tumorausläufer bewirkt wird. Beide Tumoren waren im konventionellen Ultraschallbild nicht eindeutig einem bestimmten Tumortyp zuzuordnen.

Die dreidimensionale Sonographie scheint also in der Lage zu sein, zusätzlich zu den bekannten Tumormerkmalen der einzelnen Tumortypen in der konventionellen Sonographie Kriterien zu liefern, die eine noch sicherere Voraussage der Dignität eines Tumors erlaubt.

Vielversprechend ist die Kombination der dreidimensionalen sonographischen Tumordarstellung mit einer Gewebscharakterisierung. Während bisher die Gewebscharakterisierung nur in willkürlichen, exemplarischen Ultraschallschnitten eines Tumors angewandt werden konnte, ermöglicht die systematische räumliche Aufarbeitung des Gewebes mit dem vorliegenden Verfahren eine Erfassung und Aufarbeitung des gesamten Tumors in allen seinen Anteilen und kann somit die Genauigkeit des Verfahrens der Gewebscharakterisierung erhöhen. Hierdurch wird ein Vergleich mit der Systematik einer histologischen Aufarbeitung des Gewebes möglich.

Wie die Beispiele zeigen, werden Schnitte durch Organe und Tumoren realisierbar, die sonographisch nicht zu erreichen sind. Aus der Vielzahl der gewonnenen Schnitte läßt sich z.B. ein Ultraschallbild rekonstruieren, das senkrecht zur eigentlichen Schallrich-

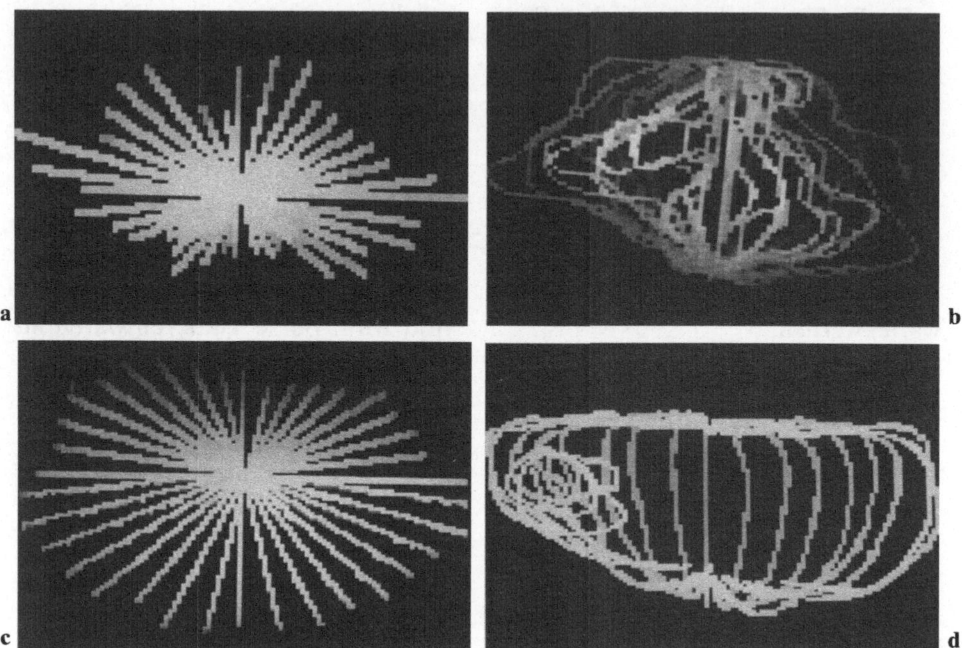

Abb. 4.7 a–d. Räumliche Darstellung eines gutartigen Mammatumors (Fibroadenom **a, b**) und eines Mammakarzinoms (**c, d**). Deutlich sind die Infiltrationen des bösartigen Tumors in die Umgebung zu sehen. **b** und **d** zeigen den jeweiligen Tumor aus der Blickrichtung des Schallkopfs; die Linien entsprechen den einzelnen Ultraschallschnitten

tung liegt. Dies bedeutet, daß mittels Computer die Daten aus der Vielzahl der Schnitte zusammengetragen und zu einem neuen Ultraschallbild ergänzt werden.

Die Lokalisation eines Tumors gelingt mit Hilfe dieser neuen Methode sicher, da das gesamte Organ, in dem der Tumor sitzt, mit diesem zusammen dreidimensional dargestellt wird. Dies kann insbesondere für chirurgische Fachgebiete an Bedeutung gewinnen. Wenn das Ziel erreicht ist, die dreidimensionale Sonographie als Real-time-Verfahren durchzuführen, kann

hierbei sogar eine exakte Punktion von Geweben oder Tumoren erfolgen, was selbstverständlich im dreidimensionalen Bild bedeutend genauer geschehen kann als im konventionellen zweidimensionalen. Unter Real-time-Bedingungen könnte dieses Verfahren auch zur intraoperativen Lokalisationsdiagnostik eingesetzt werden.

Am Beispiel der Darstellung von Gallenblase und solitärem Gallenstein soll die *Lokalisationsmöglichkeit eines Körpers in einem zweiten* veranschaulicht werden (Abb. 4.8). Die exakte Lokalisation von Steinen in Nieren oder Gallenblasen ist Voraussetzung für den effektiven Einsatz der Lithotrypsie. Daher ist dieses Verfahren besonders an einer Möglichkeit zur genauen dreidimensionalen Ortung der zu zertrümmernden Steine interessiert. Es ist relativ einfach, die dreidimensionale Ultraschalldiagnostik mit der Lithotrypsie zu kombinieren.

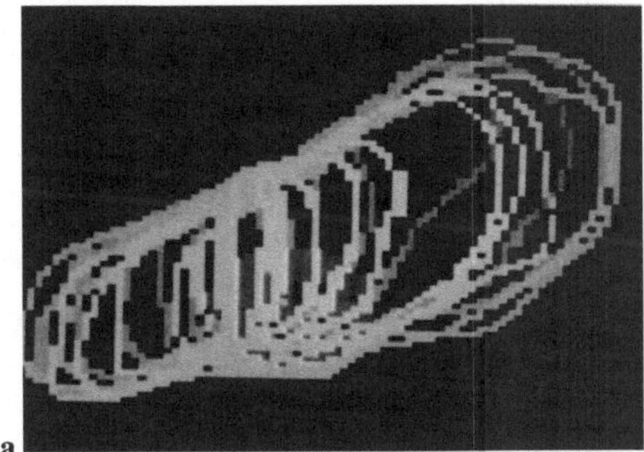

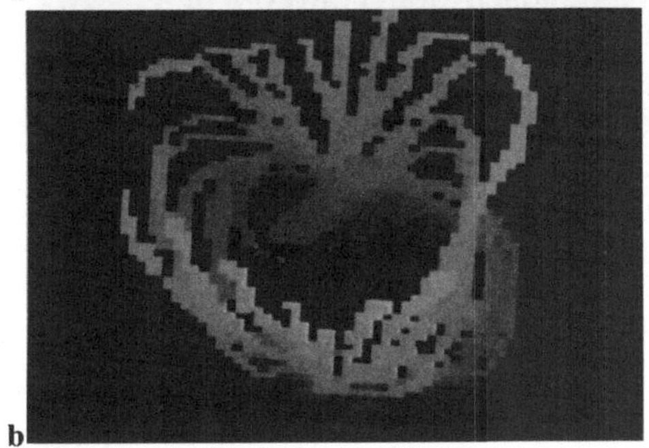

Abb. 4.8 a, b. Räumliche Darstellung einer Gallenblase *(grün)* mit solitärem Gallenstein *(rot)*. **b** Geschnittene Darstellung

Volumenbestimmungen sind für zahlreiche klinische und wissenschaftliche Fragestellungen von Bedeutung, in der inneren Medizin z.B. die Volumenbestimmung der Niere oder des Pankreas bei Hochdruckpatienten und Diabetikern, in der Transplantationsmedizin ebenfalls die Bestimmung des Nierenvolumens, in der Angiologie die exakte Volumenbestimmung von arteriosklerotischen Plaques (Abb. 4.9).

Mit Hilfe der räumlichen Ultraschalldarstellung scheint dies möglich. Durch die exakte räumliche Erfassung des Organs ist eine Volumenberechnung aus dem dreidimensionalen Modell kein großes rechnerisches Problem. So sind unsere Programme derart gestaltet, daß sie gleichzeitig mit der räumlichen Rekonstruktion das Volumen des untersuchten Körpers berech-

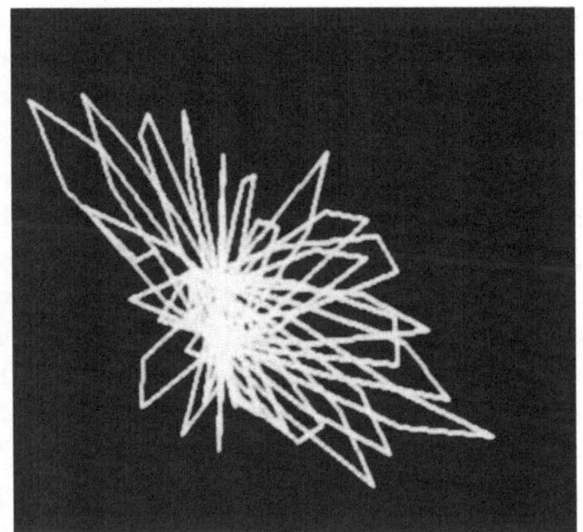

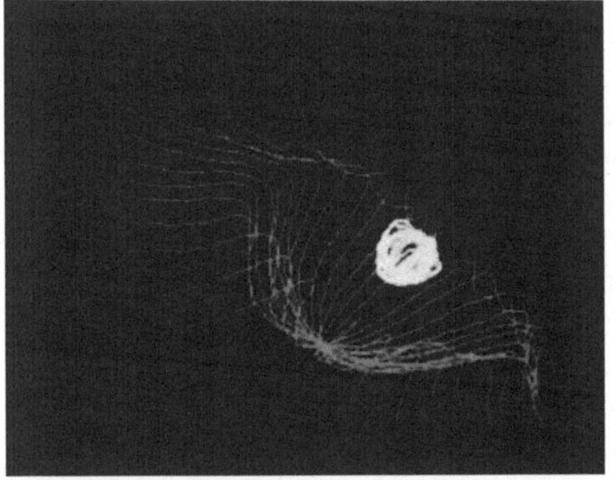

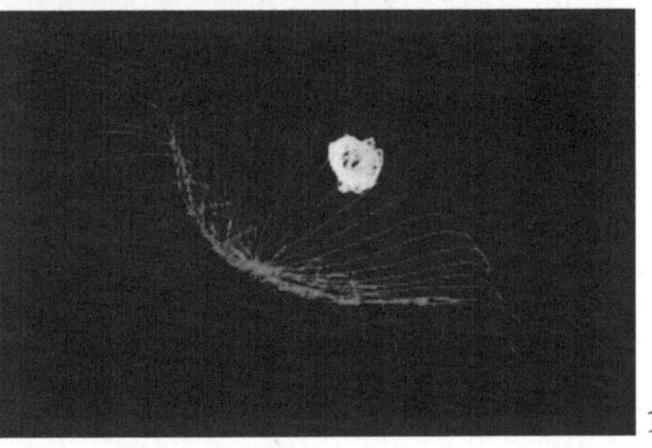

Abb. 4.9. Dreidimensionale Darstellung eines arteriosklerotischen Plaques der A. carotis. Die Plaqueform ist sehr bizarr und läßt sich allein durch Bestimmung der Höhe, Breite und Länge nicht definieren

Abb. 4.10 a, b. Dreidimensionale Darstellung einer gesunden (**a**) und einer dysplastischen (**b**) Säuglingshüfte mit Hüftpfanne *(blau)* und knöchernem Hüftkern *(gelb)*. Deutlich ist das abgeflachte Pfannendach der dysplastischen Hüfte zu sehen

nen und am Bildschirm anzeigen. Dadurch werden Verlaufsuntersuchungen zu Organgrößen erstmals sinnvoll. Bisher wurde die Größe eines Organs aus der Länge, Breite und Höhe ermittelt oder aus den Umfängen des Organs im zweidimensionalen Bild. Dabei wurde vorausgesetzt, daß ein Organ sich mit bekannten geometrischen Gebilden wie beispielsweise Ellipsen vergleichen läßt. Da aber ein Organ oder eine arteriosklerotische Plaque seine Größe auch nicht symmetrisch, sondern ungleichmäßig in unterschiedliche Richtungen verändern kann, ist eine exakte Verlaufsuntersuchung bezüglich der Größe nur über die Bestimmung des Volumens möglich. Während bei der Verlaufsuntersuchung zur Größen- und Volumenbestimmung aus dem zweidimensionalen Schnittbild immer exakt dieselbe Einstellung und Schnittführung wiedergefunden werden muß, ist dies bei der dreidimensionalen Diagnostik unerheblich. Der untersuchte Körper muß immer mit demselben Volumen zur Darstellung kommen, gleichgültig von welcher Position aus er betrachtet wird. Verlaufsbeobachtungen von arteriosklerotischen bizarren Plaques in bezug auf die Wirkung von Medikamenten auf das Plaquewachstum sind also mit Hilfe der vorgestellten Methode sinnvoll.

Ein neues Anwendungsfeld für die dreidimensionale Ultraschalldiagnostik tut sich in der *Orthopädie* auf: die räumliche Darstellung der *Säuglingshüfte* und ihrer Dysplasien (Abb. 4.10).

Beim Säugling ist die sonographische Diagnose von Hüftreifungsstörungen eine ausgezeichnete Methode zur frühen Erkennung von Dysplasien, wodurch meist eine rechtzeitige Behandlung einsetzen kann. Im Prinzip stellt die von Graf vorgestellte Methode mit der bekannten Winkelbestimmung als Parameter für das Vorhandensein und den Grad einer Hüftreifungsstörung den Versuch dar, aus einem zweidimensionalen Ultraschallbild auf die räumliche Form der Säuglingshüfte zu schließen (Graf 1986, 1987; Schuler 1987; Casser u. Forst 1985). Es muß dabei aus dem einzelnen Schnittbild beurteilt werden, ob der Hüftkopf in der Hüftpfanne liegt und inwieweit das Pfannendach den Hüftkopf überragt. Die räumliche Beurteilung unmittelbar aus der dreidimensionalen Darstellung der Säuglingshüfte zu ermöglichen, ist daher wünschenswert, um die Berechnung von Winkeln und die Einführung von Hilfslinien überflüssig zu machen. Die Diagnose scheint auf den „ersten Blick" möglich zu sein (Sohn u. Thies 1990).

In der bisherigen konventionellen Sonographie der Säuglingshüfte wird die Verwendung eines Linearschallkopfs als zwingend vorausgesetzt (Graf 1986, 1987). Dies geschieht in erster Linie aus zwei Gründen: Zum einen weil Linearschallköpfe in der Handhabung zum Erreichen der sogenannten Standardebene – nur in dieser Ebene darf die Säuglingshüfte im konventionellen Schnittbild beurteilt werden – einfacher sind, und zum anderen, weil angeblich bei Sektorschallköpfen ein Verzeichnen der Winkel erfolgen würde. Letzteres Argument kann schnell widerlegt werden. Zwar liegen die Schallstrahlen im Nahbereich näher beieinander als in größerer Darstellungstiefe, trotzdem trifft die oft geäußerte Vermutung nicht zu, Sektorscanner würden den Nahbereich komprimiert und die weiter entfernt gelegenen Strukturen gespreizt darstellen (Sohn u. Casser 1989). Auch bildet der Sektorscanner Strukturen mit gerader Oberfläche als solche ab und nicht als konvex gekrümmte Bogen.

Ein Vorteil der mechanischen Sektorschallköpfe liegt darin, daß sie im Gegensatz zu Linear-array-Transducern für nahezu jede beliebige Frequenz auslegbar sind. Speziell im höherfrequenten Bereich oberhalb von 7 MHz weisen mechanische Geräte häufig ein besseres Signal-Rausch-Verhältnis auf und haben sich daher bei der Untersuchung oberflächennaher Strukturen bewährt. Ein Sektorschallkopf bietet sich also für die Untersuchung der Säuglingshüfte an, zumal für die dreidimensionale Ultraschalldiagnostik, weil für die beschriebene, notwendig kleine Auflagefläche ein Sektorschallkopf zumindest vorerst Voraussetzung ist.

Das weitere Argument gegen den Sektorschallkopf, daß sich die Standardebene mittels des Linearschallkopfs leichter einstellen läßt, trifft zum einen sicher nur für den Ungeübten zu und entfällt zum anderen bei der dreidimensionalen Diagnostik, da es in einer räumlichen Darstellung keine Standardebene gibt. Die Säuglingshüfte wird hierbei in ihrer Räumlichkeit abgetastet, und es ist daher gleichgültig, ob mit einer schrägen Schallkopfposition oder einer Längs- bzw. Querschnittsführung begonnen wird. Der räumliche Gegenstand muß sich immer unverändert darstellen. Trotzdem ist es einfacher, in Längsschnittführung mit der Untersuchung zu beginnen, da so beim Plazieren des Schallkopfs zentral über dem Hüftgelenk eine bessere Orientierung gewährleistet ist.

Klinische Vergleichsstudien zwischen konventioneller Säuglingshüftsonographie und dreidimensionaler Hüftsonographie werden in Zukunft über den sinnvollen Einsatz dieses neuen, hier vorgestellten Verfahrens entscheiden müssen.

4.3 3D-Darstellung mittels transparenter räumlicher Darstellung der Ultraschallinformation

Der hier vorgestellte Prototyp wurde bei der Firma Dornier Medizintechnik in Germering entwickelt. Nach ersten Laboraufnahmen wurden mit diesem Prototyp die dargestellten dreidimensionalen Ultraschallbilder generiert.

In Abb. 4.11 werden die Module des Prototyps vorgestellt. Die Ultraschallschnittbilder werden mit einem Standard-Ultraschallgerät (Dornier AI 2200 HD) im 2D-Mode erzeugt. Das 3D-Modul besteht aus einem Compaq-386-Rechner mit 16 MB RAM, einem digitalen Bildverarbeitungssystem und einem Schrittmotorcontroller für die Positionierung des Transducers im Schallkopf. Der eigens konstruierte 3D-Schallkopf besteht im wesentlichen aus einem Curved-linear-array-Schallkopf, der um maximal ± 30° aus seiner Mittelstellung geschwenkt werden kann und über einen Schrittmotor angetrieben und positioniert wird. Mit diesem Schallkopf ist es möglich, einen Volumenscan durchzuführen. Am Monitor werden sowohl die einzelnen Schnittbilder während der Diagnose und Bildaufnahme als auch die Projektionen des rekonstruierten 3D-Objekts sowie frei wählbare, also auch sonographisch nicht erzielbare Schnitte durch das 3D-Objekt dargestellt. Die Bedienung des Geräts bei der Bildaufnahme wird über Fußschalter gesteuert, so daß die Handhabung des Schallkopfs auf herkömmliche Weise geschehen kann.

Das dem verwendeten 3D-Schallkopf zugrunde liegende Prinzip des Schwenkens über einen einstellbaren Winkelbereich wurde gewählt, um die

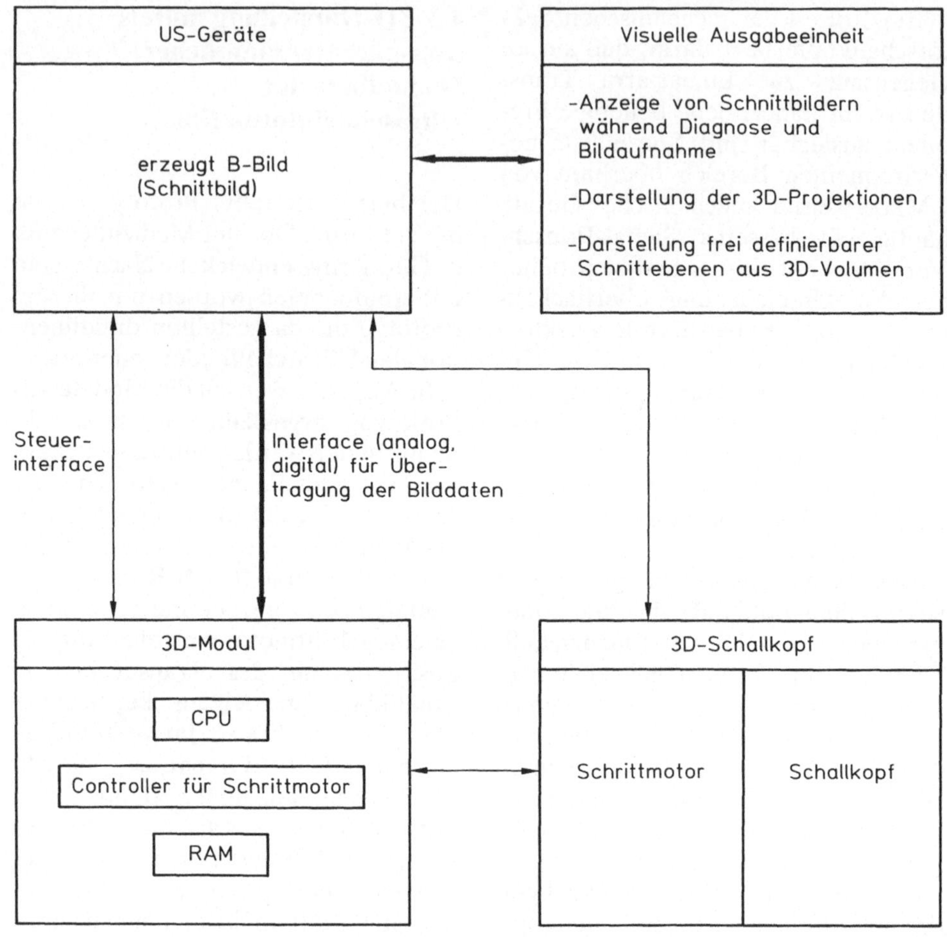

Abb. 4.11. Blockdiagramm des Prototypaufbaus

Aufnahme redundanter Daten zu vermeiden wie sie bei Schallköpfen auftritt, die bei der Datenaufnahme um die zentrale Bildachse rotieren. Neben dem für die Datenaufnahme in den Grenzen von ± 30° zur Mittelstellung wählbaren Schwenkwinkelbereich kann auch die Anzahl der in dem vorgegebenen Schwenkbereich aufzunehmenden 2D-Schnittbilder frei gewählt werden. Auf diese Weise kann die resultierende Auflösung des geschallten Volumens den klinischen Erfordernissen angepaßt werden. Sowohl die Größe des gewählten Schwenkbereichs als auch die Anzahl der abzuspeichernden Schnittbilder in diesem Schwenkbereich bestimmen den für die Datenaufnahme eines Volumenscans aufzuwendenden Zeitraum. Der zur Datenakquisition der hier vorgestellten Daten benötigte Zeitraum betrug je nach Anwendung ca. 15–30 s. Obwohl es sich hier um einen Prototypaufbau handelt (eine Verkürzung der Zeit zur Datenaufnahme ist durch weitere Optimierung erreichbar), ist eine bequeme und fehlerfreie Aufnahme z.B. im Abdominalbereich möglich, wo keine schnellen zeitlichen Änderungen im geschallten Bereich zu erwarten sind.

Als Transducer im 3D-Schallkopf des vorgestellten Prototpyen kommt ein Curved-linear-Array der Frequenz 3,5 MHz zum Einsatz. Das Transducerarray ist derartig im 3D-Schallkopf gelagert, daß die Transduceroberfläche bei der Durchführung des Schwenks eine Kreisbahn beschreibt (Abb. 4.12). Der Radius wurde dabei so gewählt, daß im Nahbereich des Transducers eine redundante Datenaufnahme vermieden und im Fernbereich eine für den angestrebten klinischen Anwendungen optimale Ausdehnung und Auflösung des Volumenscans erzielt wird.

Die Ankoppelfläche des 3D-Schallkopfs konnte dabei in Form einer Kugelfläche anatomisch günstig mit verhältnismäßig geringer Ausdehnung gewählt werden. Durch die gewählte Genauigkeit des zur Arraypositionierung verwendeten Schrittmotors können je Winkelgrad des geschallten Volumenscans bis zu drei aufeinanderfolgende 2D-Schnittbilder aufgenommen werden. Nach jeder neuen Positionierung des Transducerarrays werden die vom Ultraschallgerät erzeugten Bilddaten digital abgespeichert (Rohdaten) und in dieser Form der darauffolgenden Bearbeitung zugeführt. Durch Transformation jedes einzelnen Bildpunkts aller aufgenommenen Schnittbilder in ein kartesisches dreidimensionales Koordinatensystem wird die Ultraschallinformation des geschallten Volumenbereichs rekonstruiert. Dabei bestimmen die Koordinaten des einzelnen Pixels im zweidimensionalen Schnittbild sowie

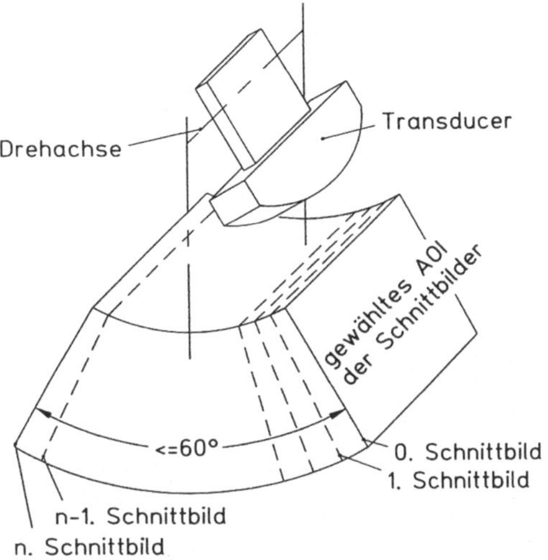

Abb. 4.12. Schematische Darstellung des Volumenscans

die Lage des Schnittbilds im aufgenommenen Winkelbereich die Positionszuordnung im dreidimensionalen Koordinatensystem. Als Ergebnis erhält man die räumlich korrekte Zuordnung aller aufgenommenen Ultraschallinformationen (dreidimensionaler Rohdatenspeicher).

Einschließlich dieses Schrittes hat noch keinerlei Datenreduktion oder Veränderung der ursprünglichen Ultraschallinformation durch Nachverarbeitung stattgefunden (keine Informationsverluste).

Die Darstellung der rekonstruierten dreidimensionalen Daten erfolgt mittels perspektivischer Projektion oder aber durch die Darstellung beliebiger Schnitte durch das 3D-Objekt. Bei der Darstellung rekonstruierter Schnitte wird durch eine interaktive Benutzerführung die Lage der Schnittebene frei definiert. Das Objekt kann mittels mehrerer aufeinanderfolgender Schnitte analysiert werden. Schrittweite und Orientierung werden vom Benutzer festgelegt.

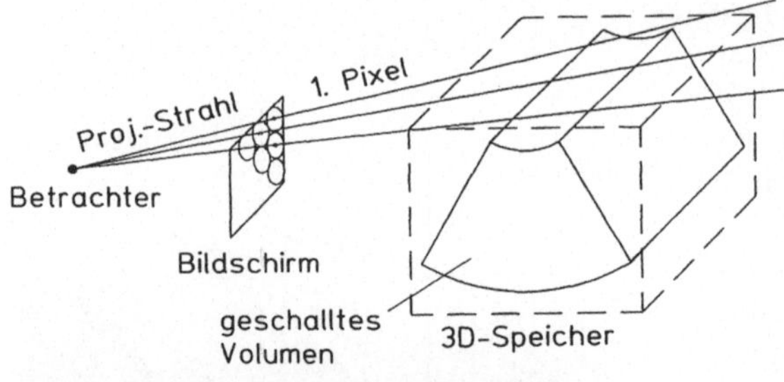

Abb. 4.13. Prinzip der transparenten, perspektivischen Projektion

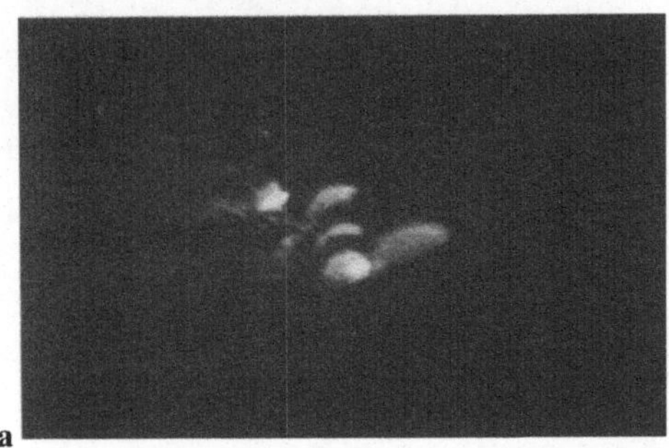

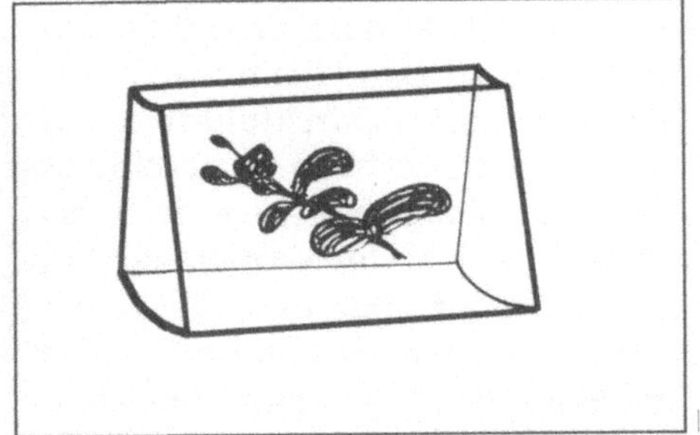

Abb. 4.14 a, b. Transparente, perspektivische Projektion eines dreidimensional geschallten Objekts (Zweig einer Pflanze im Wasserbekken) mit Kennzeichnung der räumlichen Begrenzung des aufgenommenen Volumens

Für viele Anwendungen kann jedoch die räumliche Darstellung der gesamten dreidimensionalen Information einen wesentlich höheren diagnostischen Informationsgehalt vermitteln. Die räumliche Darstellung in der Bildebene (Monitor) erfolgt durch perspektivische Projektion aller Bildpunkte des dreidimensionalen Rohdatenspeichers. Mit dem im folgenden beschriebenen Algorithmus wird der gesamte rekonstruierte Raum transparent dargestellt. Alle Projektionsstrahlen treffen sich im Betrachterstandpunkt, schneiden die Projektionsebene (Bildebene) und verlaufen durch das darzustellende Objekt (Abb. 4.13). Die Anzahl der Projektionsstrahlen wird durch die Anzahl der Pixel in der vom Benutzer gewählten Bildgröße auf dem Monitor bestimmt. Der Grauwert eines Bildpunktes am Monitor wird errechnet aus der Summe aller auf dem Projektionsstrahl liegenden Objektpunkte. Der resultierende Grauwert des Objektpunktes errechnet sich in Abhängigkeit vom Abstand zum Betrachter, seiner Umgebung auf dem Projektionsstrahl und seinem ursprünglichen Grauwert.

Die dreidimensionale Wahrnehmung der Darstellung der Projektionsebene kann verstärkt werden, indem die räumlichen Grenzen des durchgeführten Volumenscans angedeutet werden (Abb. 4.14).

Stellt man nun eine koordinierte Abfolge dreidimensionaler Projektionen zeitlich hintereinander dar, entsteht der Eindruck eines im Raum rotierenden, dreidimensionalen Objektes. Dieser Effekt wird erzielt, indem man den Betrachterstandpunkt z.B. in einer frei zu wählenden Kreisbahn um das darzustellende Objekt

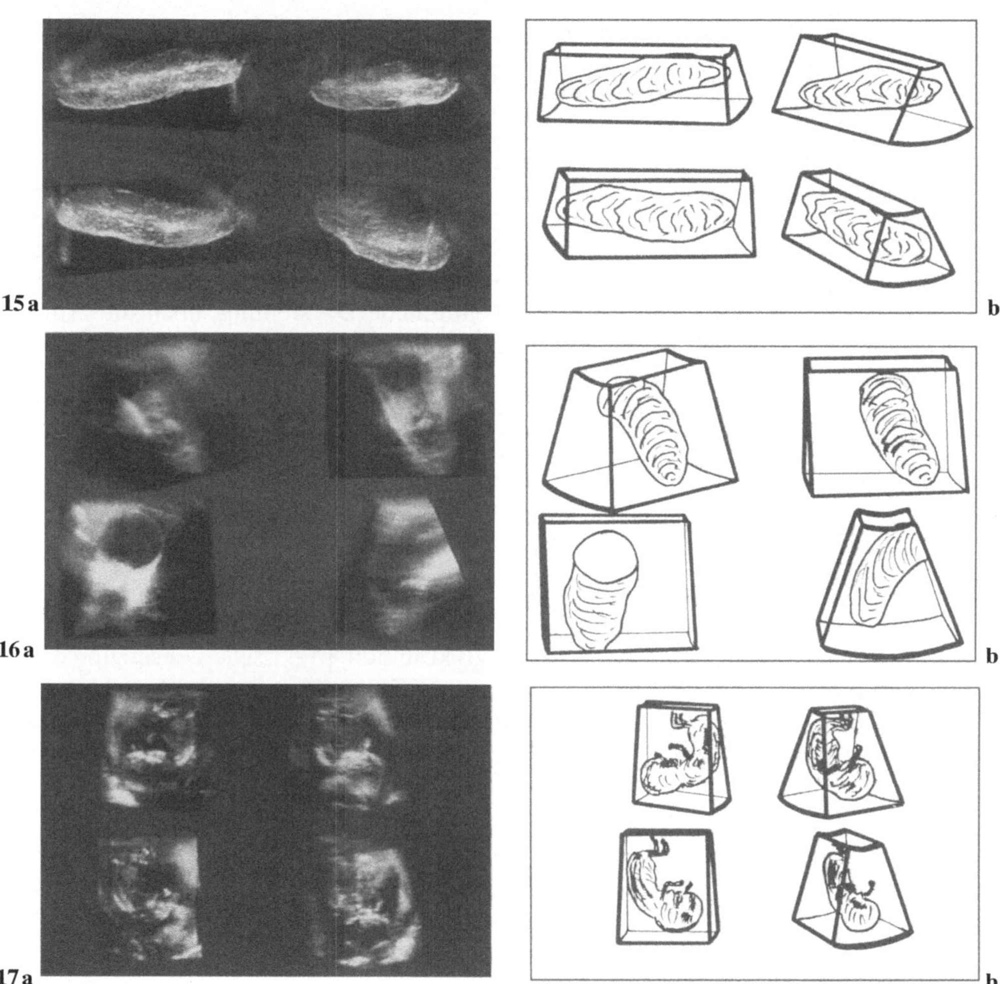

Abb. 4.15 a, b. Projektionen einer Schweineniere im Wasserbad für 4 unterschiedliche Betrachterstandpunkte

Abb. 4.16 a, b. Projektionen einer Gallenblase mit drei isolierten Gallensteinen für 4 unterschiedliche Betrachterstandpunkte (In-vivo-Aufnahme)

Abb. 4.17 a, b. Projektionen einer unauffälligen Schwangerschaft der 15. Woche für 4 unterschiedliche Betrachterstandpunkte (In-vivo-Aufnahme)

verändert, die zugehörigen Projektionen berechnet und zur Darstellung bringt. Lage und Ausdehnung dreidimensionaler Objekte können auf diese Weise leicht erkannt und analysiert werden. Mittels dieser Darstellungstechnik werden vor allem Transparenz und dreidimensionaler Charakter bei der Wahrnehmung betont und es ergeben sich weit über die einfache Projektion dreidimensionaler Daten hinausgehende Analyse- und Auswertungsmöglichkeiten. Da zur Wiedergabe dieser dreidimensionalen Animation jedoch Hilfsmittel wie Echtzeitdarstellung auf einem Monitor oder Videoaufzeichnungen vorausgesetzt sind (der diesen Ergebnissen zugrunde liegende Prototyp bietet diese Möglichkeiten), beschränken sich die folgenden Darstellungen auf statische Abbildungen dreidimensionaler Projektionen.

Mit dieser neuen Technik wurden nach einer Testphase im Labor – Aufnahmen in vitro und in vivo – die im folgenden dargestellten klinischen Daten erhoben.

4.3.1 Klinische Ergebnisse

Die Ergebnisse der ersten klinischen Anwendungen zeigen, daß der Informationsgehalt der rekonstruierten Darstellungen gegenüber Verfahren mittels manueller Konturierung oder Oberflächenrekonstruktion deutlich erhöht ist. Der verwendeten Darstellungsform liegt darüber hinaus das aus den zweidimensionalen, diagnostischen Ultraschallschnitten bekannte Prinzip der Grauwertdarstellung zugrunde, welches eine der konventionellen Sonographie entsprechende Interpretation der Daten zuläßt. Damit bleibt der gewohnte Charakter der Ultraschallbilder auch bei der dreidimensionalen Darstellung erhalten. Da sämtliche Informationen (Pixel) aus den aufgenommenen zweidimensionalen Schnitten zur Darstellung herangezogen werden, geht gegenüber anderen Verfahren keinerlei Information verloren. Darüber hinaus werden Fehlerquellen wie sie z.B. durch manuelle Nachbearbeitung (Konturierung) oder Datenreduktion entstehen, vermieden.

Die Abb. 4.16–4.17 sollen einen Eindruck über erste in-vitro und in-vivo Aufnahmen vermitteln.

4.4 Resümee

Mittels der vorgestellten Methode scheint erstmals eine routinemäßige dreidimensionale Diagnostik in Aussicht gestellt. Bisher gelang lediglich mit Hilfe der Kernspintomographie und der Computertomographie eine räumliche Darstellung, doch die Aufwendigkeit und lediglich begrenzte Verfügbarkeit dieser Verfahren machen einen routinemäßigen Einsatz bislang nicht möglich. Mit Hilfe eines neuen Ultraschallkopfs scheint dagegen in absehbarer Zeit eine breit verfügbare dreidimensionale Diagnostik möglich zu werden, wobei die entscheidende Idee, durch Drehung der Schnittebene zu einer koordinierten Schnittbildfolge zu kommen, praktische Umsetzung erfährt. Eine ausreichende Anzahl von Schnitten ist dadurch gewährleistet, die unebene Körperoberfläche hat keinen störenden Einfluß.

Ungewohnt bei der dreidimensionalen Ultraschalldiagnostik im Ringstrukturbild ist die farbige Darstellung der untersuchten Körper (Kap. 4.2). Die Farbgebung ist beliebig und erlaubt die Unterscheidung ineinanderliegender Körper bei gleichzeitig gutem optischem räumlichem Effekt.

Es muß weiter versucht werden, das Problem der Konturierung durch verschiedene Lösungsansätze in den Griff zu bekommen. Zum einen kann durch verbesserte Rohdatenanalyse und Gewebscharakterisierung eine verbesserte automatische Konturierung erfolgen, zum zweiten können verbesserte Programme als „Schablonen" nach Vorgabe einer Kontur die restlichen Konturen suchen.

Eine letzte Möglichkeit ist durch Rekonstruktion des gesamten Ultraschallbildes ohne Konturierung gegeben, indem die einzelnen Schnittbilder transparent dargestellt werden. Dies ist der erfolgversprechendste Ansatzpunkt, wie die Bildbeispiele zeigen (s. Abb. 4.14–4.17; Kap. 4.3).

Literatur

Artzy E, Frieder G, Herman GT (1981) The theory, design, implementation and evaluation of a three-dimensional surface detection algorithm. Comput Graph Image Proc 15: 1–24

Artzy E, Herman GT (1978) Boundary detection in 3-dimensions with a medical application. Techn report, no MIPG9 medical image processing group. State University of New York, Buffalo

Bajcsy R, Tsikos C (1980) 3-D reconstruction of objects from incomplete data and A-priori knowledge. Proceedings Pattern Recognition, vol 1. IEEE Catalog, no 80Ch1498-3, Miami Beach, Florida

Boyd DP, Gould RG, Quinn JR, Sparks R, Stanley JH, Herrmannsfeldt WB (1979) A proposed dynamic cardiac 3-D densitometer for early detection and evaluation of heart disease. IEEE Trans Nucl Sci NS-26 2: 91–97

Braun S (1988) Atari ST. 3-D-Grafik-Programmierung. DATA BECKER GmbH

Brodlie C (1986) Mathematical Methods in Computer Graphics and Design. Academic Press, London

Casser HR, Forst R (1985) Realtime-Sonographie des kindlichen Hüftgelenkes zur Frühdiagnostik der kongenitalen Hüftdysplasie. Klin Pädiatr 197: 398

Encarnacao J (1983) Computer aided design-modelling, systems engineering, CAD-systems. Springer, Berlin Heidelberg New York Tokyo

Fuchs H, Kedem ZM. Uselton SP (1977) Optimal surface reconstruction from planar contours. Commun ACM 20: 693–702

Graf R (1982) Die anatomischen Strukturen der Säuglingshüfte und ihre sonographische Darstellung. Morphol Med 2: 29

Graf R (1986) Probleme und Neuerungen in der Hüftsonographie. Med Ortho Techn 2: 34

Graf R (1987) Die sonographische Diagnose von Hüftreifungsstörungen. Ultraschall 8: 2–8

Haberäcker P (1985) Digitale Bildverarbeitung, Grundlagen und Anwendungen, 2. Aufl. Hanser, München

Harrington S (1983) Computer Graphics. A programming approach. Mc Graw-Hill, London

Herman GT, Liu HK (1979) Three-dimensional display of human organs from computed tomograms. Comput Graph Image Proc 9: 1–21

Herman GT, Udupa JK (1981) Display of 3-D discrete surfaces. SPIE Technical Symposium East 1981, Washington DC, April 20–24

Herman GT, Webster D (1980) Surfaces of organs in discrete three-dimensional space. Techn report, no MIPG46, medical image processing group. State University of New York, Buffalo

La Louche RC, Bickmore D, Mankovich NJ (1989) Three-dimensional reconstruction of ultrasound images. (The UCLA PACS Modules and related projects – A progress report) Medical Imaging Division, Dept of Radiological Sciences, Univ California, Los Angeles, p 59 ff.

Myers L (1986) Microcomputer graphics. Addison-Wesley, Amsterdam

Newman WM, Sproull RF (1985) Grundzüge der interaktiven Computergrafik. Mc Graw-Hill, London

Plastock RA, Kalley G (1986) Theory and problems of computer graphics. Mc Graw-Hill, London

Rhodes ML (1978) Three dimensional structure isolation using parallel image planes. Proceedings of 4th Int Joint Conference on Pattern Recognition. IEEE Catalog, no 78CH1331-8C, Kyoto, November

Robb RA, Ritman EL, Harris LD, Wood EH (1979) Dynamic three-dimensional X-ray computed tomography of the heart, lungs and circulation. IEEE Trans Nucl Sci NS-26 1

Shani U (1980) A 3-D model-driven system for recognition of abdominal anatomy from CT-scans. Proceedings Pattern Recognition, vol 1. IEEE Catalog, no 80CB1499-3, Miami Beach, Florida

Sinak LJ, Hoffman EA, Julsrud PR et al. (1984) The dynamic spatial reconstructor: investigating congenital heart disease in four dimensions. Cardiovasc Intervent Radiol 7: 124–137

Schuler P (1987) Möglichkeiten der sonographischen Hüftuntersuchung. Ultraschall 8: 9–13

Sohn C (1989) A new diagnostic technique. Three-dimensional ultrasound imaging. Ultrasonics Int 89 Conference Proc. Butterworths, Guildford, pp 1148–1153

Sohn C (1989) Three dimensional sonography of breast tumors. 6th Int Congress of the ultrasonic examination of the breast, 29.–30.6.89, Paris

Sohn C (1990) Die dreidimensionale Ultraschalldiagnostik. In: Gebhardt J, Hackelöer BJ, Klinggräff G von, Seitz K (Hrsg) Ultraschalldiagnostik 89. Springer, Berlin Heidelberg New York Tokyo, S 16–19

Sohn C, Casser HR (1988) Meniskussonographie. Springer, Berlin Heidelberg New York

Sohn C, Grotepaß J (1989) La presentation de l'ultrason tridimensionnel. Radiologie J CEPUR 9

Sohn C, Rudofsky G (1989) Die dreidimensionale Ultraschalldiagnostik – ein neues Verfahren für die klinische Routine? Ultraschall Klin Prax 4: 219–224

Sohn C, Thies M (1990) Die dreidimensional Ultraschalldarstellung der Säuglingshüfte. Orthopäd Praxis 9: 552–556

Sohn C, Warnking R (1991) Dreidimensionale Bildgebung in der Ultraschalldiagnostik. In: Jahrbuch der Radiologie. Biermann, Münster

Sohn C, Gerngroß H, Bähren W, Swobodnik W (1987) Sonographie des Meniskus und seiner Läsionen. Ultraschall 8: 32–36

Sohn C, Grotepaß J, Schneider W et al. (1988a) Dreidimensionale Darstellung in der Ultraschalldiagnostik. Erste Ergebnisse. Dtsch Med Wochenschr 113: 1743–1747

Sohn C, Grotepaß J, Schneider W et al. (1988b) Erste Untersuchungen zur dreidimensionalen Darstellung mittels Ultraschall. Z Geburtshilfe Perinatol 6: 241–248

Sohn C, Grotepaß J, Ameling W, Schneider W, Menge KH (1989a) Die Voraussetzungen zum klinischen Einsatz der dreidimensionalen Ultraschalldarstellung. Radiologe 29: 303–307

Sohn C, Grotepaß J, Menge KH, Ameling W (1989b) Klinische Anwendung der dreidimensionalen Ultraschalldarstellung. Dtsch Med Wochenschr 114: 534–537

Sohn C, Grotepaß J, Swobodnik W (1989c) Möglichkeiten der dreidimensionalen Ultraschalldarstellung. Ultraschall 10: 307–313

Spur G, Krause F-L (1988) CAD-Technik. Hanser, München

Tamura S, Tanaka K (1982) Multilayer 3-D display by multidirectional beam splitter. Appl Optics 21 20

Tiede U, Höhne KH, Riemer M (1987) Comparison of surface rendering techniques for 3-D-tomographic objects. Symposium CAR Berlin

5 Elektronische Befunddokumentation für die Sonographie

K. Kuhn

5.1 Zielsetzung

Nachdem Computer für Verwaltungs- und Abrechnungszwecke sowie für Textverarbeitung im medizinischen Bereich bereits weit verbreitet sind, gewinnt die rechnerunterstützte Befunddokumentation auch im Sonographiebereich zunehmend an Bedeutung.

Die Einführung eines Systems erfordert die Auswahl einer geeigneten Hardwarebasis mit einem Betriebssystem sowie der Applikationssoftware, wobei der Aspekt der Integration in Klinik- oder Praxis-EDV zunehmend beachtet werden sollte. In den letzten Jahren wurden mehrere Programme zur Dokumentation von Ultraschalluntersuchungen vorgestellt (Deutinger et al. 1987; Heyder et al. 1985; Kuhn et al. 1990a; Meairs u. Bönhof 1987; Schneider et al. 1989; Zimmermann 1987), die sich im Ansatz etwas unterscheiden. Die Zielsetzung der einzelnen Programme ist im wesentlichen die folgende:

- Einfache Bedienung, insbesondere keine Notwendigkeit zur Schulung am Computer. Eine mögliche weitere Forderung ist, daß der Befund ohne Schreibmaschinenkenntnisse zu erstellen sein sollte. Der schriftliche Befundbericht soll unmittelbar nach der Untersuchung ausgedruckt werden.
- Zeitersparnis: Sie wird beim Wiederauffinden von Befunden unter klinischen, administrativen und wissenschaftlichen Fragestellungen erreicht. Bei der Befunderstellung darf der Zeitaufwand nicht höher sein als der für einen handschriftlichen Kurzbefund oder ein Diktat; eine Ersparnis ist auch hier anzustreben.
- Verbesserung der Befundqualität durch Strukturierung der Befundung mit Bildschirmformularen. Als Begleiteffekt kann hierbei auch eine Unterstützung der Ausbildung angestrebt werden. (Die Strukturierung der Daten soll die Eingabe zumindest nicht erschweren, beim späteren Wiederfinden von Daten aber ist sie die Basis für ein breites Spektrum von Fragestellungen.)

Wir stellen als generelle Forderung an ein Programm die nach absoluter Stabilität, außerdem die nach Flexibilität gegenüber neu auftretenden Anforderungen (die erfahrungsgemäß fast stets auftreten). Weiterhin ist es von Vorteil, wenn ein Programm nicht nur auf eine „Rechnerwelt" festgelegt ist, sondern bei geänderten Anforderungen auch unter anderen Hard- und Software-Konfigurationen einsetzbar ist.

Darüber hinaus sollte in einem modernen System unbedingt auf die Fähigkeit zur Integration in ein klinisches Abteilungssystem oder in eine Praxis-EDV geachtet werden. Neben der

Möglichkeit, Befunde von verschiedenen Plätzen aus abzurufen, ist hier vor allem die einheitliche Patientendatenverwaltung (keine mehrfache Eingabe von Personalien an verschiedenen Arbeitsplätzen) und eine sinnvolle Aufteilung von Computerressourcen ausschlaggebend. Zu einem Zeitpunkt, da zentrale Großanlagen ohnehin zunehmend durch dezentrale Systeme ersetzt oder ergänzt werden, sind Insellösungen technisch vermeidbar. Der Integrationsaspekt sollte bereits im Konzept mit einfließen.

Weitergehende Zielsetzungen sind beim heutigen Stand bereits denkbar (allerdings sicher optional):

– Speicherung auch von Bildern mit Abruf ohne merkliche Wartezeit. Hier ist es technisch bereits möglich, auf einem Computerbildschirm mehrere archivierte Bilder, das Livebild sowie den aktuellen und ältere Befundtexte nebeneinander darzustellen. Die Bildspeicherung bietet neben raschem Zugriff und einfacher Archivierung auch den Vorteil, daß die Speichermedien selbst preisgünstig sind (s. u.).
– Unterstützung des Befundungsablaufs durch ein wissensbasiertes System, d.h. Einsatz von Methoden der „künstlichen Intelligenz". Eine solche Systemkomponente kann Wissen über den Ablauf der Befundung, über Symptome und Differentialdiagnosen beinhalten und hat dabei den Vorteil, daß sie sehr unaufdringlich im Hintergrund arbeiten kann; von der Komplexität her ist sie im Sonographiebereich gut zu realisieren (Kuhn et al. 1990a).
– Eingabe von Befunden durch direkte Erkennung des gesprochenen Wortes (auch bereits während der Befundung). Das Ziel einer solchen

Komponente ist eine gravierende Zeitersparnis.
– Lehr-/Lernkomponente mit bildlicher (evtl. auch graphischer) Darstellung von Normalbefunden aus Sonographie und Anatomie (Swobodnik et al. 1988) sowie von typischen pathologischen Ultraschallbefunden. Im Bereich der Echokardiographie wurde ein System dieser Art bereits vorgestellt (Jaffe et al. 1989).

5.2 Der mit Hilfe des Computers erstellte Befund

Der sonographische Befund besteht aus 2 Hauptkomponenten: dem Befundtext (einschließlich Diagnose und Patientendaten) und den Bildern.

5.2.1 Speicherung von Befundtexten

Die herkömmlicherweise diktierten oder handschriftlich erstellten Befundtexte können beim Einsatz eines Computers selbstverständlich weiterhin wie mit einer Schreibmaschine erstellt werden. Sowohl im Sinne einer schnelleren Befunderstellung als auch einer höheren Aussagekraft des Befundes sowie einer besseren Wiederauffindbarkeit eines gespeicherten Befundes ist aber eine Strukturierung zu erörtern. Dabei sind Patientenstammdaten von den eigentlichen Befundungsdaten abzugrenzen.

Patientenstammdaten. Hier muß entweder ein einheitliches Format für den gesamten Bereich der Praxis oder klinischen Abteilung eingeführt werden oder aber eine einfache Übertragbarkeit sichergestellt sein. Die Stammdaten sind im Einklang mit verwaltungstechnischen Anforderungen definiert und umfassen üblicherweise eine Identifikationsnummer, den Namen, Vornamen, Geburtsnamen, Geburtsdatum, Adresse, Geschlecht (evtl. Staatsangehörigkeit, evtl. Adresse des überweisenden Arztes) sowie die Angabe zur Kasse und zum Krankenschein.

Um gespeicherte Untersuchungsdaten eines Patienten leichter auffinden zu können, soll die Identifikationsnummer personen- und nicht fallbezogen sein. Ein Aufbau aus Geburtsdatum, Initiale oder Initialen des Nachnamens (ohne Initiale des Vornamens) sowie einer laufenden Nummer hat sich bewährt.

Bei großen Datenmengen ist ein Hilfsmittel zur Identifizierung bereits bekannter Patienten im Falle eines Schreibfehlers im Namen die Soundex-Funktion. Sie vergleicht ähnlich klingende Namen und kann als Basis für Nachfragen dienen.

Strukturierung des Befunds. Die Vor- und Nachteile einer gering oder unstrukturierten und einer strukturierten Befundung lassen sich folgendermaßen auflisten:

Vorteile einer Befundung mit Freitext:
- Kein wesentlicher Lernaufwand bei der Einführung eines Computersystems, herkömmliche Befunderstellung mit der Schreibmaschinentastatur, Vorteile des elektronischen Schreibsystems.
- Relativ hohe Geschwindigkeit bei der Eingabe.
- Freiheit, eigene Formulierungen zu wählen.
- Wenige strukturierte Daten, wie Stammdaten, Diagnose, Untersuchungsdatum, sind relativ einfach zu

verwalten und für viele Fragestellungen ausreichend.

Nachteile der Befundung mit Freitext:
- Schreibmaschinenkenntnisse sind erforderlich; die Erstellung des Textes durch ein Sekretariat erfordert Zeit, was oft zu einer verzögerten Fertigstellung führt.
- Die Qualität der Befunde scheint geringer zu sein, sowohl im Hinblick auf die Gliederung des Befundtextes als auch auf Quantifizierungen: Von Heyder et al. [3] werden bei 105 frei diktierten Befunden die Anzahl von Gallensteinen nur in 34% der Fälle, die Größe von Gallensteinen nur in 35% der Fälle subjektiv, in 20% der Fälle metrisch angegeben. Eigene Auswertungen ergaben bei 200 Fällen von Lebermetastasen metrische Größenangaben in nur 67% der Fälle bei frei formulierten Befunden.
- Die Wiederauffindbarkeit von Befunden unter klinischen (und wissenschaftlichen) Fragestellungen ist eingeschränkt.

Vorteile der strukturierten Befundung:
- Es sind keine Schreibmaschinenkenntnisse nötig.
- Der Befundbericht kann sofort ausgedruckt werden.
- Der Bericht ist im allgemeinen gut gegliedert; durch Bildschirmformulare kann eine (auch aus didaktischen Gründen erwünschte) Strukturierung des Befundungsablaufs selbst erreicht werden.
- Größere Genauigkeit bei (durch das Programm evtl. sogar erzwingbaren) Größen- und Lokalisationsangaben: Heyder et al. [3] fanden bei 99 computerbasierten Befunden Angaben zur Zahl von Gallensteinen in 100% der Fälle, zur Größe in 86% (beim Rest war eine Angabe nicht möglich).

– Der Wiederabruf gespeicherter Befunde ist auch unter komplexen Fragestellungen möglich.

Nachteile der strukturierten Befundung:
– Eine zu starre Benutzerführung kann den Benutzer behindern und das Programm schwerfällig machen. Es ist möglich, daß Sachverhalte schlecht beschrieben werden. Eine Ergänzung durch Freitext sollte deshalb vorgesehen werden.
– Es kann ein erhöhter Lernaufwand sowohl für die Bedienung als auch für das Erlernen von Codes oder Kürzeln auftreten.

Aus den angeführten Punkten kann geschlossen werden, daß eine strukturierte Befundung Vorteile bietet, wenn
– eine einfach zu bedienende Oberfläche (meist mit graphischen Komponenten), vorliegt und
– das Programm eine praxisgerechte Nomenklatur verwendet, die einen gelungenen Kompromiß zwischen ausreichender Detailierung und Praktikabilität bietet.

Bei der Erstellung der Oberfläche ist abzuwägen, ob und wann sinnvolle Angaben vom Benutzer zwingend verlangt werden sollen.

Bei der Nomenklatur ist zwischen deskriptiver und interpretativer Vorgehensweise zu unterscheiden, wobei zumindest aus didaktischen Gründen Vorteile bei einem deskriptiven Ansatz zu sehen sind (von der Deskription zur Interpretation).

Textbausteine sind sinnvoll für Normalbefunde bzw. normale Teilkonstellationen, im Falle pathologischer Befunde sind dagegen kaum alle möglichen Fälle befriedigend abzudecken. Bei Systemen, die auf der Verwendung von Kürzeln basieren, kann sehr rasch die Komplexität zu hoch werden bzw.

ein sehr hoher Lernaufwand auftreten. Lösungen ohne Kürzel und Textbausteine sind möglich (Heyder et al. 1985; Kuhn et al. 1990a; Meairs u. Bönhof 1987).

Zwei zusätzliche Bemerkungen ergeben sich aus den ausgeführten Punkten:

– Soll ein Spracherkennungssystem bereits während der Untersuchung am Patienten eingesetzt werden, so ist eine deskriptive Nomenklatur günstig. Bildschirmformulare erhöhen die ohnehin gute Erkennungsrate, da der Spracherkenner Wissen über die auf dem Formular möglichen Antworten verwenden kann.
– Der Einsatz von Methoden der „künstlichen Intelligenz" kann ebenfalls wesentlich dazu beitragen, daß die Oberfläche flexibel und an die Benutzerbedürfnisse angepaßt ist (etwa durch einen Betriebsmodus „Anfänger" und „Experte").

Benutzeroberfläche. Graphische Benutzeroberflächen und Window-Systeme mit sog. Popup- und Pulldown-Menus (bei Bedarf zu öffnende Bildschirmfenster mit der Auswahl von weiteren Aktionsmöglichkeiten) sind inzwischen wohl als Standard anzusehen.

Die bekanntesten sind die Graphikoberflächen der Apple-Macintosh-Welt und des Atari sowie MS-Windows für IBM-kompatible Rechner unter dem Betriebssystem MS-DOS und X-Windows für Rechner unter UNIX. – Gerade bei graphischen Oberflächen sollte eine klare Gliederung jedoch eingehalten werden. Ein Beispiel für eine graphische Oberfläche mit eingeblendeten Bildern wird in Abb. 5.1 vorgestellt.

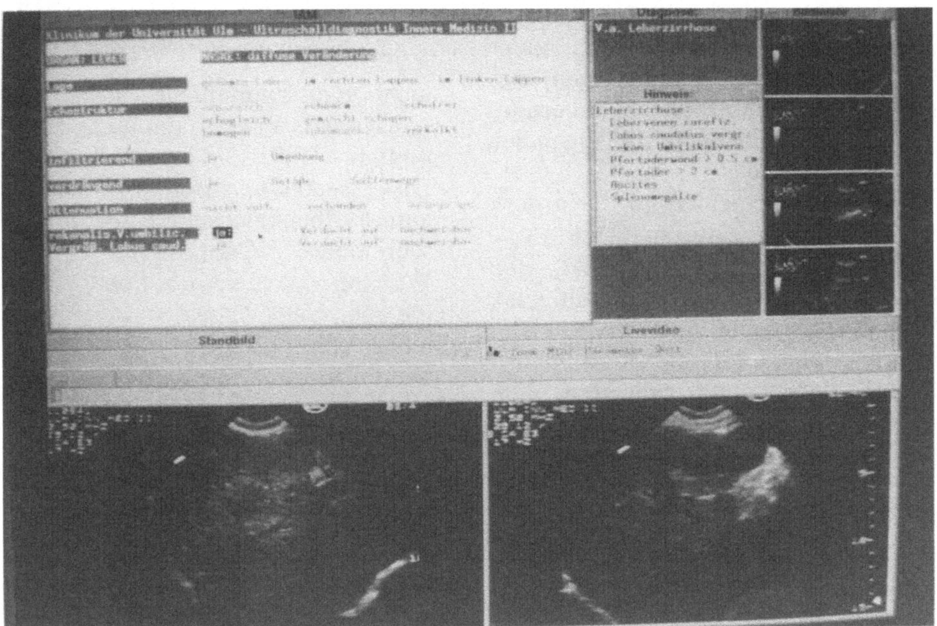

Die Benutzung der Maus und weniger Funktionstasten auf der Tastatur ermöglicht bereits eine relativ einfache Eingabe. Neue Eingabemodalitäten, wie Sprach- und Handschrifterkennung, werden das Spektrum der Möglichkeiten erweitern.

Der Umfang des Graphik- und Mauseinsatzes sowie die Strenge der Benutzerführung ist ebenso wie die Gewichtung zwischen deskriptiven und interpretativen Elementen bei existierenden Systemen recht unterschiedlich (s. etwa Heyder et al. 1985 und Meairs u. Bönhof 1987).

5.2.2 Bildspeicherung

Der Speicherung und Archivierung von Bildern mit möglichst einfachem und schnellem Zugriff bei Wiederholungsuntersuchungen ist eine wesentliche Aufgabe der Ultraschalldokumentation.

Abb. 5.1. Ein typischer Bildschirm mit Live-Video und Still-Videofenster sowie ein Eingabeformular

Überblick. Die folgenden Verfahren stehen zur Verfügung (s. auch Zabel et al. 1987 und Zweifel 1987):

- Sofortbildkamera
- handelsübliche Kleinbildkamera (erfordert Zeit zur Filmentwicklung)
- Röntgenfilmdokumentation
- Trockensilberpapier
- Videorecorder
- Videoprinter (Thermodruck)
- digitale Aufzeichnung auf magnetische oder laseroptische Medien
- analoge Aufzeichnung auf laseroptische Medien.

Bei den herkömmlichen Verfahren liefert die Röntgenfilmdokumentation hohe Qualität, allerdings mit sehr hohen Kosten (mehr als 1 DM pro Bild).

Der Videoprinter liefert relativ preisgünstige Papierbilder, die allerdings besonderen Bedingungen zur Aufbewahrung unterliegen (Thermopapier). Die Kosten pro Bild liegen bei etwa 20 Pfenning.

Die digitale Speicherung erfordert für das Medium (optische Platte) Kosten von 2–3 Pfennig pro Bild. Bei 40000 Bildern pro Jahr sind für eine Anlage Kosten um 25 Pfennig bei linearer 5-Jahres-Abschreibung zu erreichen; dabei ist zu beachten, daß Rechnerkosten mit eingerechnet sind, der Rechner aber sicher universeller eingesetzt werden kann als nur zur Bildspeicherung.

Der Videorecorder besitzt (derzeit noch) den Vorteil, daß auch Bewegtbilder archiviert werden können. Bei eingelegtem Band ist ein akzeptabel schneller Zugriff auf eine bestimmte Aufnahme möglich; erforderlich ist aber immer die zusätzliche Verwaltung von Patientendaten und von Angaben über das Band und die richtige Stelle auf dem Band.

Die konventionellen Verfahren sind hinsichtlich der Zugriffszeit und der Archivverwaltung elektronischen Systemen unterlegen, die rasch und einfach Patientenstammdaten, Befundtexte, Angaben zur Ablage von Bildern und das Bild selbst verwalten können. Zudem bieten elektronische Systeme durch Vernetzung (mit einem Praxisrechner, mit Arbeitsplätzen zur Bildwiedergabe) wesentlich erweiterte Möglichkeiten der Datenverwaltung.

Optische Speichermedien. Die optischen Speichermedien basieren auf Lese- und Schreibvorgängen mit Laserstrahlen auf sog. optische Platten.

Unter dem Begriff „optische Platte" werden mehrere Medien zusammengefaßt; im wesentlichen handelt es sich um die folgenden:

– nicht vom Endbenutzer selbst beschreibbare Platten (analoge Bildplatten, CD-ROMs = *C*ompact *D*isk, *R*ead *O*nly *M*emory)
– vom Endbenutzer genau einmal beschreibbare Datenträger (WO, WORM = *W*rite *O*nce, *R*ead *M*ultiple oder *M*any *T*imes)
– mehrfach beschreibbare Platten (MO = *M*agneto-*O*ptische Platten).

Es ist dabei jeweils zwischen analoger und digitaler Aufzeichnung zu unterscheiden.

Die optischen Speichermedien erlauben einen raschen Zugriff auf hohe Datenmengen bei relativ geringen Kosten für ein einzelnes Bild. Die Kosten für die Geräte selbst korrelieren mit der Kapazität, sie liegen im Bereich von 6000.– DM bis ca. 60000.– DM für (digitale) WORM-Geräte (mit Kapazitäten von ca. 8000 bis ca. 70000 Bildern pro Platte bei Einsatz von Methoden zur Bildkompression). Die Platten sind beidseitig bespielbar; da die Geräte nur einen (teuren) Schreib-/Lesekopf enthalten, müssen die Platten gewendet werden. Eine wesentliche Erhöhung der Kapazität bringen mechanische Plattenwechsler (sog. Jukeboxes), die das Speichervolumen um Faktoren von 20–50 und mehr steigern können. Sie sind allerdings auch wesentlich teurer (typischerweise um 100000.– DM) und werden primär in radiologischen Abteilungen in einem PACS (*P*icture *A*rchiving and *C*ommunication *S*ystem) eingesetzt.

Digitale Speicherung. Obwohl die Datenverarbeitung im Sonographiegerät bereits digital erfolgt, fehlt derzeit ein Standardformat für eine Ausgabe dieser Bilder. Lediglich der Videoausgang ist genormt (PAL). Deswegen ist derzeit ein Umweg über den Videoausgang mit anschließender Digitalisierung erforderlich. Die Digitalisierung ermöglicht große Flexibilität, insbesondere den Vorteil der Verarbeitbarkeit in einem (lokalen) Computernetzwerk, d. h. Zugriff von verschiedenen Computern auf einen Speicher sowie einfache temporäre Speicherung auf Festplatte. Das Bild kann auf dem Computerbildschirm oder auf einem separaten Monitor dargestellt werden. Digitale Daten sind für eine Bildverarbeitung unmittelbar zugänglich.

Der Digitalisierung wird eine Bildmatrix von ca. 512×512 oder 640×480 Bildpunkten zugrunde gelegt. Für einen Bildpunkt (Pixel) sind 7 Bits ausreichend. 128 Graustufen werden mit 7 Bits dargestellt. Ein Bit ist die kleinste digitale Speichereinheit mit den Werten 0 oder 1.6 Bits erlauben die Codierung von $2^6 = 64$ Werten, 8 Bits von 256; 8 Bits werden als ein Byte bezeichnet und zur Codierung eines Zeichens (Zahl, Sonderzeichen, Buchstabe) verwendet.

Bei zusätzlichem Verzicht auf irrelevante Bildausschnitte liegt der Speicherbedarf für ein Bild bei ca. 200000 Bytes oder 0,2 Megabytes. Kompressionsverfahren erlauben eine Verkleinerung auf unter 100 Kilobytes. Aus dem komprimierten Bild ist das Originalbild wieder herstellbar, es fällt allerdings Rechenaufwand an.

Bei der derzeit noch nicht eingesetzten Speicherung von Bewegtbildern sind relativ effektive Kompressionsalgorithmen möglich.

Eine Echtzeitdigitalisierung im Videobereich kann durchgeführt werden ($1/25$ bzw. $1/30$ s), so daß Live-Videobilder digital auf einem Bildschirmfenster (neben Fenstern mit anderen Daten) dargestellt werden können. Der Digitalisierer ist dabei eine Einsteckkarte im Computer. Feste Bilder (still video) können herausgegriffen werden und zur Abspeicherung bereitgestellt werden. Die digitale Speicherung von kurzen Sequenzen ist prinzipiell möglich (1–2 s), doch bereiten derzeit die großen Datenmengen und der resultierende große Datenfluß Schwierigkeiten. Die digitalisierten Bilddaten werden zunächst auf einen schnellen Speicher (Zusatzspeicher auf der Digitalisierungskarte bzw. Hauptspeicher des Computers), dann auf die optische Platte geschrieben (evtl. nach Zwischenspeicherung auf der Festplatte des Computers).

Bei Echtfarbdarstellung (Farbdoppler) sind 24 Bits pro Bildpunkt (16,7 Mio. Farben) und entsprechend hohe Speicherkapazitäten für Bewegtbilder erforderlich; hier wäre eine digitale Archivierung noch sehr kostenaufwendig.

Die optischen digitalen Speichermedien haben die folgenden Eigenschaften:

– CD-ROMs: Sie kommen für die Bildspeicherung in der Dokumentation nicht in Frage, da sie nicht selbst beschreibbar sind. Sie werden gepreßt und erreichen bei ausreichender Stückzahl sehr niedrige Preise pro Platte (ca. $1/4$ des Preises von WORM-Platten).

– WORMs: Sie sind aufgrund des günstigen Preises (ca. 2 Pfennig pro Bild), der hohen Haltbarkeit (30–100 Jahre von den Firmen zugesichert) und der fehlenden Wiederbeschreibbarkeit für die Dokumentation sehr gut geeignet.

– MO-Disks: Die neueste Generation von wiederbeschreibbaren optischen Platten hat einen etwas höheren Preis für das Medium im Vergleich zur WORM. Sie wird für die Dokumentation streng genommen nicht benötigt, die Wiederbeschreibbarkeit kann für Dokumentationszwecke sogar störend sein.

Die Zugriffszeiten liegen unter 100 ms, es kommt allerdings Zeit für die Dekompression und den Bildaufbau hinzu.

Zu den Kosten für die Aufzeichnungsgeräte (WORM 6000.– bis 60 000 DM, MO-Geräte sind etwas teurer) kommen die Kosten für die Videodigitalisierung (ab 5000.– DM) und den Computer mit Graphikkarte hinzu.

Analoge Speicherung. In diesen Systemen kann ein Videosignal, wie es derzeit (noch) vom Sonographiegerät geliefert wird, ohne Digitalisierung abgespeichert werden. Die Darstellung erfolgt auf einem Videomonitor, nicht auf dem Computerbildschirm. Eine Speicherung und Wiedergabe von Bildsequenzen ist möglich. Die Ansteuerung des Bildplattenspeichers kann von einem Computer aus durchgeführt werden. Ansonsten ist das analoge System einschließlich Verkabelung und Videomonitor separat. Mit entsprechenden Hardware-Komponenten können Computertext und Graphik auf dem Videomonitor eingeblendet werden (Overlay-Verfahren). Das System bietet eine hohe Leistung im Videobereich, ist jedoch nicht wie ein digitales System unmittelbar in ein Computernetz integrierbar. Zudem ist zu erwarten, daß die ursprünglich digital vorliegenden Daten aus den Geräten in Zukunft auch digital verfügbar sein werden.

Wie bei den digitalen Systemen gibt es 3 Typen von Systemen, die Bildplattenspieler (read only), die einmal selbst beschreibbare (WO-, Write-once-) Platte und die magnetooptische Platte.

Die Kosten für eine Beispielkonfiguration (WO-Bildplatte) liegen bei einem Gerätepreis von 60 000.– DM und einem Plattenpreis von 800.– DM bei einer Kapazität von 72 000 Bildern pro Platte (entsprechend ca. 24 min Video). Die Zugriffszeit beträgt max. 0,5 s.

5.3 Direkte Eingabe des gesprochenen Befundes mittels Spracherkennung

Die Erkennung gesprochener Wörter durch den Computer ist Gegenstand der Forschung seit Jahrzehnten. Die naheliegende Idealvorstellung eines freien Diktats wird auch heute keineswegs erreicht.

Dennoch lassen sich inzwischen Situationen identifizieren, in denen die Spracherkennung bereits beim heutigen Stand der Technik zu vertretbaren Kosten eingesetzt werden kann.

Heutige Geräte haben 2 Nachteile (Kuhn et al. 1990b):
– Die Erkennung ist sprecherabhängig, d. h., für jeden Benutzer muß ein Satz von Referenzmustern geladen werden. Diese Referenzmuster müssen zuvor in einer Trainingsphase erstellt werden. Dies bedeutet, daß alle Wörter, die der Computer erkennen soll, zuvor mehrmals vom Benutzer gesprochen werden müssen. Auch wenn in Rechnung gestellt wird, daß die Zeitersparnis später hoch ist, ist diese Lernphase sicher mit einigem Aufwand verbunden. Abhilfe schaffen hier Geräte mit sprecheradaptiver Erkennung.

Die Trainingsphase ist auf nur wenige Wörter beschränkt, aus denen die Charakteristika der Stimme des Sprechers extrahiert werden. Aus diesen Merkmalen werden in einer Adaptionsphase Referenzmuster ermittelt. (Die anzustrebende sprecherunabhängige Erkennung ist derzeit auf einen sehr geringen Wortschatz beschränkt.)
- Die Erkennung ist diskret, d.h., zwischen 2 Wörtern ist eine Pause (typischerweise von 200–500 ms) erforderlich. Systeme mit kontinuierlicher Erkennung sind in Entwicklung, jedoch an aufwendige Hardware gebunden.

Die Kosten eines Gerätes korrelieren mit einem weiteren Parameter, dem aktiven Wortschatz des Erkenners. Es handelt sich um diejenige Wortmenge, die zu einem Zeitpunkt zur Erkennung zur Verfügung steht. Durch Nachladen von Referenzmustern kann der gesamte Erkennungswortschatz wesentlich größer sein als der aktive Wortschatz. Andererseits wird eine Erwartungssteuerung der Erkennung mit Ausblenden von Wörtern aus dem aktiven Wortschatz auf eine aktuell zur Auswahl stehende (und als mögliche Eingabe erwartete) Untermenge die Erkennungsleistung durch die Reduktion der möglichen Alternativen verbessern.

Die derzeit am Markt gehandelten Geräte verfügen über einen aktiven Wortschatz von 1000 bis 30 000 Wörter. Analysen über ca. 7000 unstrukturiert gespeicherte Befundtexte aus der Oberbauchsonographie zeigten, daß mit nur 1000 Wörtern fast 94% der Befundtexte überdeckt werden können. Bei den sehr guten Erkennungsraten verfügbarer Geräte von über 95% richtig erkannter Wörter bei Tests mit Wörtern aus dem aktiven Wortschatz würde sich damit eine hypothetische Erkennungsrate von ca. 90% bei vollkommen freiem Diktat ergeben!

Dennoch zogen Ärzte bei Tests eine strukturierte Eingabe vor (Kuhn et al. 1990 b): Zum einen bedingt die erforderliche Pause zwischen 2 Wörtern eine unnatürliche Sprechweise, zum anderen ist die sehr geringe Fehlerrate bei strukturierter Eingabe ein gewichtiges Argument.

Einen sehr guten Einsatzbereich finden sprecherabhängige/sprecheradaptive Geräte mit diskreter Erkennung bei (Bildschirm-) formularorientierter Eingabe:

- Die Eingabe erfolgt ohnehin nicht fließend, eine erforderliche Pause stört nicht.
- Die Erkennung erreicht sehr gute Werte, da nur die Angaben auf dem Formular vom Erkenner erwartet werden müssen (erweitert um einige allgemeine Steuerbefehle, wie „Ende" oder „weiter", um Zahlwörter und Lokalisationsangaben).

5.4 Hard- und Softwarebasis

Die wichtigsten Hard- und Softwarekomponenten werden im folgenden in einer kurzen Übersicht angesprochen.

Die Hauptkomponenten eines Computersystems sind der Rechner selbst (mit der eigentlichen Zentraleinheit Prozessor und der Festplatte als Massenspeicher), das Betriebssystem und die Anwendungssoftware. Das Betriebssystem stellt dem Benutzer erst die Basisfunktionen des Rechners zur Verfügung, ein „Nur-Anwender" sollte mit ihm kaum in Kontakt kommen. Es ist allerdings auch die Grundlage für die eingesetzten Anwendungsprogramme (zahlreiche Programme laufen lediglich auf bestimmten Prozessortypen und Betriebssystemen). Kompatibilität im Softwarebereich, d.h. Einsetzbarkeit der Software auf verschiedenen Systemen (nicht notwendigerweise in der identischen Version), ist eine wichtige Softwareeigenschaft.

5.4.1 Rechner, Betriebssysteme, Anwendungssoftware

Das im Bereich kleiner und mittlerer Anlagen nach wie vor am weitesten verbreitete Betriebssystem ist MS-DOS auf IBM-kompatiblen PCs (bzw. PC-DOS bei IBM). Die Rechner basieren überwiegend auf den Prozessoren 8086/8088, 80286, 80386 oder 80486 des Herstellers INTEL oder kompatiblen Prozessoren. Bereits die Fähigkeiten des 80286-Prozessors (der Standardprozessor bei den AT-Rechnern) werden von MS-DOS nicht mehr ausgenutzt. Hauptnachteile von MS-DOS sind die 640 kByte-Grenze für den Hauptspeicher, die aufwendig mit Programmen zur Verwaltung von Extended/Expanded Memory umgangen werden muß, und die fehlende Multitasking-Eigenschaft. Multitasking bedeutet, daß der Rechner gleichzeitig mehrere Aufgaben erledigen kann, wie z.B. das Formatieren einer Diskette und das Schreiben in einem Textverarbeitungsprogramm.

Alternativen sind das von Microsoft entwickelte OS/2 und UNIX. UNIX ist dabei das wesentlich länger erprobte System, das von Bell/AT&T entwickelt worden ist. UNIX wird unter unterschiedlichen Namen von verschiedenen Herstellern vertrieben, Standardisierungsbemühungen sind im Gange (SVID, POSIX).

Beide Systeme benötigen wesentlich mehr Hauptspeicher als MS-DOS (zu empfehlen sind 4 oder mehr MByte RAM) und auch größere Festplatten. UNIX erlaubt außerdem auch das Arbeiten mehrerer Benutzer an einem Rechner, die sich über Terminals oder ein Netzwerk anmelden können.

Eine wichtige weitere Alternative ist Microsoft-Windows 3.0, das Multitasking unter MS-DOS erlaubt und geringere Hardwareanforderungen stellt.

Daneben sind Geräte auf dem Markt, die auf den Prozessoren 68000 bis 68030 bzw. 68040 des Herstellers Motorola basieren. Betriebssystem ist hier vor allem UNIX. Auf den Motorolaprozessoren basieren auch Systeme mit herstellerspezifischen Betriebssystemen, wie Apple und Atari. Von Apple ist inzwischen auch eine UNIX-Version verfügbar.

Prognostiziert wird (IDC, 1989) ein linear fallender Anteil von MS-DOS (derzeit ca. 20% Marktanteil nach Wert der verkauften Lizenzen) in den nächsten 5 Jahren, während UNIX und OS/2 in den nächsten 3 Jahren auf je ca. 25% Marktanteil (am Wert gemessen) wachsen sollen. Daneben sind die Systeme der IBM-Großrechner und VMS von DEC mit wesentlichen Marktanteilen vertreten. (Ein Überblick findet sich z.B. in Computer Persönlich, 24/89.)

Die eigentliche Anwendung kann auf der Basis eines Datenbankmanagementsystems ablaufen. In zunehmendem Maße hat sich hier die Datenbankabfragesprache SQL und die relationale Datenbankstruktur zu einem Quasi-Standard entwickelt. Daneben spielen auf MUMPS basierende Systeme (eine Sprache, die von der US-Veterans-Administration für ihre Krankenhäuser eingesetzt wird) eine Rolle.

Datenbanksysteme können eine wesentliche Funktion beim softwareseitigen Datenschutz übernehmen. Für das Design der Datenbankapplikation hat sich das sog. Entity-relationship-Modell nach Chen (s. etwa Schlageter u. Stucky 1983) bewährt, bei der die Realität auf Objekte (entities) und Beziehungen (relations) abgebildet wird.

Das Applikationsprogramm hat auch die Aufgabe, aus den strukturierten Eingaben Befundtexte zu generieren. Es ist sinnvoll, nicht die generierten Texte, sondern die strukturierten Merkmale abzuspeichern. Durch Koppeln von Bildern an strukturierte Eingaben ist die spätere Suche nach Bildern auch unter inhaltlichen Gesichtspunkten möglich.

5.4.2 Netzwerke

Die Technologie der Computernetzwerke erlaubt eine relativ unkomplizierte und stabile Verbindung zwischen Rechnern. Die verwendeten Strukturen sind die Busstruktur (die Verbindung ist eine Linie), die Ring- und die Sternstruktur. Weit verbreitet und bewährt ist das Ethernet (Busstruktur), daneben der Token-Ring. Als Medium können verdrillte Zweidrahtleitungen, verschiedene Koaxialkabel und Lichtwellenleiter dienen. Die erreichbaren Übertragungsgeschwindigkeiten und die maximalen Ausdehnungen ohne Zwischenverstärker müssen beachtet werden. Als Beispiel verwendet das weit verbreitete Thin LAN Ethernet (LAN = *L*ocal *A*rea *N*etwork) dünnes Koaxialkabel (50 Ω), erlaubt bis zu 30 Anschlüsse in einem Segment bei einer maximalen Segmentlänge von 185 m. Die Übertragungsgeschwindigkeit beträgt maximal

10 MBit/s (zu vergleichen mit der Größe eines komprimierten Sonographiebildes von unter 100 kByte = 0,8 MBit).

Die Netzwerksoftware sollte die Verteilung von Festplattenkapazität und den Zugriff verschiedener Benutzer auf eine Datenbank erlauben. Die Anforderungen an ein Netzwerk sollten in der Planungsphase genau definiert werden: Es sind relativ problemlos Netze mit DOS, OS/2 und UNIX-Rechnern, also einem gewissen Maß an Heterogenität möglich. Darüber hinaus sind auch verteilte Anwendungen und verteilte Datenbanken möglich. Einen Überblick gibt Finkelstein (1990).

Systeme, wie X-Windows (unter UNIX), erlauben eine einfache und elegante Implementierung verteilter Graphikanwendungen.

5.5 Wissensbasierte Komponente und Lernkomponente

Die Einführung einer wissensbasierten Kompomente, die auf Methoden der „künstlichen Intelligenz" basiert, ist eine Neuerung, die den Ablauf der Befundung optimieren soll. Ziel ist einerseits eine Unterstützung für den unerfahrenen Benutzer, andererseits eine einfache und „intelligente" Oberfläche für den erfahrenen Untersucher.

Die einzelnen Funktionen sind die folgenden (Kuhn et al. 1990a):

Das Programm enthält Wissen über Differentialdiagnosen und Befunde; es kann eine sonographische Diagnose oder eine sonographische Verdachtsdiagnose abgeleitet werden.

Unsicherheit kann entweder aus der Methode (sonographisch kann nur ein Verdacht geäußert werden) oder aus

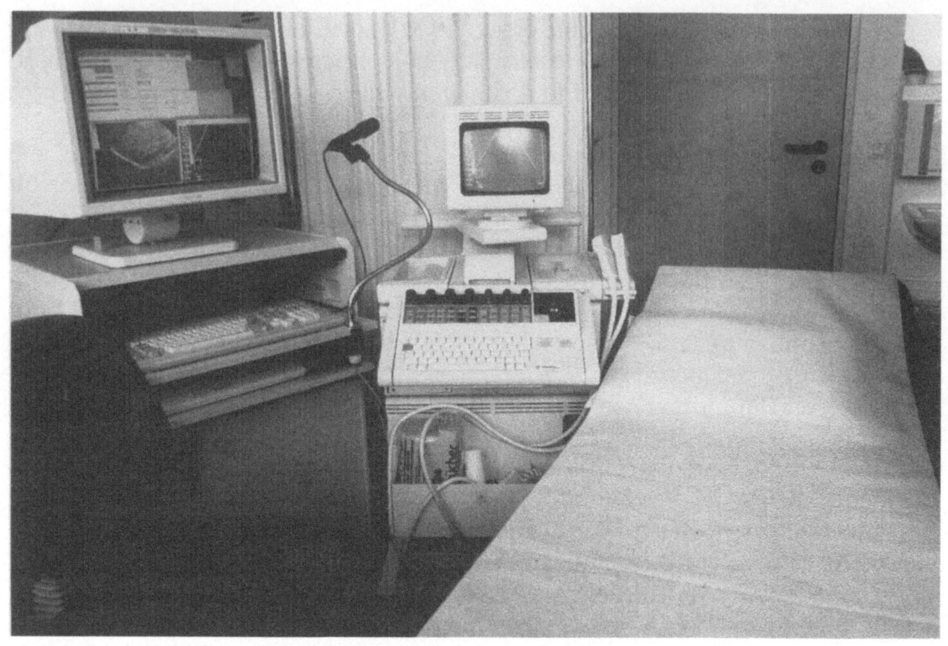

den Untersuchungsbedingungen resultieren.

Arbeitshypothesen werden generiert und dem Benutzer in einem Zusatzfenster angezeigt. Gleichzeitig werden Punkte auf der Maske markiert, die hinsichtlich Differentialdiagnosen oder zur Erhärtung eines Verdachts abgeklärt werden sollten. Auf Inkonsistenzen wird hingewiesen.

Zu den Fragen auf den Bildschirmformularen können in einem Zusatzfenster weitere Detailfragen gestellt werden, die bei Aufnahme in eines der Basisformulare einen zu hohen Detaillierungsgrad bedeuten würden. Dies ermöglicht eine Verbesserung des Kompromisses aus Detaillierung des Befundes und vernünftiger Zeit zum Ausfüllen der Bildschirmformulare.

Das System kann nach klinischen Befunden fragen und Folgeuntersuchungen vorschlagen. – Es soll noch einmal darauf hingewiesen werden,

Abb. 5.2. Arbeitsplatz zur Befunddokumentation im Gesamtüberblick

daß die Komponente unauffällig im Hintergrund arbeitet und – abhängig von der Erfahrung des Untersuchers – sich lediglich im Bedarfsfall (Nachfrage erforderlich, Inkonsistenz aufgedeckt, Verdachtsdiagnose festgestellt) meldet.

Nachdem diese Komponente bereits unter didaktischen Gesichtspunkten eingesetzt werden kann, soll auch eine Lehr-/Lernkomponente aufgebaut werden. Basis ist eine Bibliothek digitalisierter sonographischer und anatomischer Normalbefunde (Swobodnik et al. 1988) sowie eine Sammlung typischer pathologischer Sonographiebefunde.

5.6 Ein Beispielsarbeitsplatz

Abschließend soll ein Beispiel für den Einsatz modernster Technik am Arbeitsplatz vorgestellt werden (Abb. 5.2). Das prototypisch realisierte System enthält eine Spracherkennereinheit, eine Handschrifterkennereinheit, eine wissensbasierte Komponente sowie einen 19-Zoll-Bildschirm, auf dem aktuelle und gespeicherte Bilder zusammen mit Bildschirmformularen dargestellt werden können.

Es wird ein Netz mit Datenbank-Backend-Rechner, Bildspeicher-Rechner und Frontend-Arbeitsplatzrechner mit UNIX und X-Windows verwendet (Kuhn et al. 1990a).

Literatur

Deutinger J, Wascher C, Gring H, Bernaschek G (1987) Computergestützte Dokumentation und Befundausdruck von geburtshilflichen Ultraschalluntersuchungen. Geburtshilfe Frauenheilkd 47: 542

Finkelstein R (1990) Datenbanken netzversetzt. c't 6: 178

Heyder N, Lederer P, Schmidt H, Grassme U (1985) Der sonographische Befund aus dem Computer. Dtsch Ärztebl 10: 443

Jaffe CC et al. (1989) Hypermedia techniques for diagnostic imaging instruction: Videodisc Echocardiography Encyclopedia. Radiology, Vol 171, No 2, p 475

Kuhn K, Doster W, Rösner D, Kottmann P, Swobodnik W, Ditschuneit H (1990a) An integrated medical workstation with a multimodal user interface, knowledgebased user support, and multimedia documents. In: Proc. 3rd IEEE Symposium on computer based medical systems. Washington/DC

Kuhn K, Swobodnik W, Kottmann P et al. (1990b) Ein Spracherkennungssystem in der elektronischen Befunddokumentation. In: Gebhardt J, Hackelöer BJ, Klinggräff G von, Seitz K (Hrsg) Ultraschalldiagnostik 89. Springer, Berlin Heidelberg New York Tokyo, S 20–22

Meairs S, Bönhof JA (1987) Befunddokumentation per Computer. In: Loch EG, Nauth P (Hrsg) Bildverarbeitung und Dokumentation in der Medizin. Schattauer, Stuttgart, S. 55

Schlageter G, Stucky W (1983) Datenbanksysteme: Konzepte und Modelle. Teubner, Stuttgart

Schneider R, Schraut R, Schraut S, Weitzel D (1989) Sonografie und Computer. Zwei Systeme, eine Einheit. Ultraschall Klin Prax [Suppl 1]: 104

Swobodnik W, Herrmann H, Altwein JE, Basting RF (1988) Atlas der Ultraschallanatomie. Thieme, Stuttgart

Zabel HJ, Lorenz A, van Kaick G (1987) Konkurrierende Aufzeichnungsverfahren in der Sonographie. In: Loch EG, Nauth P (Hrsg) Bildverarbeitung und Dokumentation in der Medizin. Schattauer, Stuttgart, S 15

Zimmermann W (1987) Computergestützte Auswertung von ultrasonographisch erhobenen biometrischen Daten während der Schwangerschaft. Ultraschall Med 8/1: 41

Zweifel HJ (1987) Bildverarbeitung in der Ultraschalldiagnostik. In: Loch EG, Nauth P (Hrsg) Bildverarbeitung und Dokumentation in der Medizin. Schattauer, Stuttgart, S 35

Sachverzeichnis